うつ病治療の基礎知識

加藤忠史
Kato Tadafumi

筑摩選書

うつ病治療の基礎知識　目次

うつ病治療の基礎知識

はじめに

うつ病は、患者さんの多さ、重症で社会生活への影響が大きいことなどから、精神疾患の中でも、最も重要なものの一つです。命を失う病気としてはがんが代表的ですが、長期に仕事を休まざるを得なくなる病気として、最大の要因は、おそらくうつ病です。

このように、がんと匹敵するほどの大きな医学的問題であるにもかかわらず、今、うつ病に対して、どのように対処したらよいか、社会全体が途方に暮れている状況です。

うつ病を専門にしている人でさえ、自分がうつ病になったり、家族や職場の人たちがうつ病になったりしたら、やはり一筋縄ではいかないのです。

それは、うつ病というものがあまりにも多様でさまざまな要因が関わるため、多角的で個別的な対応が必要とされる病気だからです。

つまり、うつ病とはこのような病気です、このように対処して下さい、と一言で言えるようなものではないのです。

そのため、うつ病について述べようとすると、総花的に何もかも述べるか、特定の視点からの意見を述べるか、どちらかになってしまい、どちらに偏り過ぎても、十分に役に立つとは言えなくなってしまうのが難しいところなのです。

そんなわけで、この本では、なるべく必要最小限の情報にとどめて、シンプルな記載を目指し、同時に、ある程度うつ病の全体像をカバーするという、相反する二つのことを目指しました。すなわち、うつ病について、当たり前のことが普通に書いてあるという本にしようと思いました。

それがうまくいっているかどうかは、読者の皆様の判断を仰ぎたいと思います。

この本が、うつ病で困っている方、家族や周囲の方がうつ病になって困っている方をはじめとして、すべての方々のお役に立つことを願っています。

注：本書では、アメリカ精神医学会の『精神疾患の診断と統計のためのマニュアル 第5版（DSM－5）』（二〇一三年）を随所で引用しています。DSM－5は現在日本語に翻訳中であり、日本語版は二〇一四年に医学書院より発行される予定です。日本語版では、精神神経学会の用語委員会等の合意の上で決定された病名の正式な日本語訳が用いられる見通しです。本書における日本語訳はあくまで仮の訳ですので、正式な日本語訳は違ったものになる可能性があります。

1 うつ病とは何か

社会的影響の大きな病気

あなたは今、どのような理由でこの本を手にされたのでしょうか。自分がうつ病にかかってしまった、ご家族がうつ病にかかってしまった、あるいは職場の同僚がうつ病にかかってしまった……。そういった理由でしょうか。

うつ病と診断され治療を始めたけれども、これからのことが全くわからない、あるいは治療がうまくいってないような気がするが、どうしたらいいだろうという人もいらっしゃるかもしれません。

いまや精神疾患は、日本の五大疾患のひとつとされています。そしてうつ病は、その精神疾患の中でも、最も多くの人がかかる病気のひとつです。海外のデータでは、うつ病の生涯有病率は十数パーセントとも言われています。つまり十人に一人以上の方がうつ病にかかったことがあるということになります。日本ではもう少し少ないかもしれませんが、多くの方がうつ病で困っていることには変わりありません。とにかく、うつ病のことで悩んでいる人は、非常にたくさんいらっしゃるのです。

たとえば糖尿病は、きちんと治療をしなければ長引き、時には合併症をおこして死に至ることもある大変な病気です。しかし治療法がかなり進歩しているので、通院して治療を受け、薬を飲みながら仕事や日常生活を続けることが十分に可能です。ですから糖尿病のために長期に仕事を休んでいる人はほとんどいません。つまり糖尿病によって社会的なダメージを受けている人は少なくてすんでいます。

その一方、うつ病で長い間仕事を休んでいる人はたくさんいます。うつ病は、治る人はよく治るのですが、そうでない人にはいまひとつ決め手となる治療法がなく、療養期間が長引いてしまうことがあります。良くなったと思って職場に復帰しても症状がぶり返し、また同じような状態になってしまうこともよくあります。きちんと治療を受けているにもかかわらず、なかなか回復しないままにキャリアを中断し、何カ月も家で寝こまざるを得ない人の辛さ悲しさは、言葉で言い表すことはできないものでしょう。また、いつ治るのか見通しがたたない患者さんを支えるご家族や、うつ病で休職している会社の同僚の人たちの、心理的あるいは経済的な負担も深刻なものです。うつ病は症状が辛いのと同時に、こうした社会的な影響も重大であることが、非常に大きな問題なのです。

「うつ」「うつ病」という言葉は、以前よりもずっと世の中で聞かれるようになってきました。しかし私は、うつ病の本当の大変さは、まだまだ伝わっていないと感じています。よくある病気だと知ってはいたけれども、実際の苦しさは想像を絶するものがあるというのが、うつ病の当事者となった人の、いつわらざる気持ちではないでしょうか。

うつ状態はさまざまな原因によっておこる

うつ状態というのは、人間の反応として非常によくあるものです。うつ状態をひきおこす原因は、実はうつ病だけではなく、他の精神疾患、身体の病気、薬の影響などさまざまなものがあります。

身体の病気の直接の影響でうつ状態になってしまうケースで最も多いのは、脳梗塞やパーキンソン病など、脳の病気によってうつ状態がひきおこされる場合です。それから、甲状腺機能低下症などのホルモンの病気によってうつ状態になることもあります。

薬によってうつ状態がひきおこされることもあります。たとえば依存性の薬物の一つ、コカインなどは、飲んでいる間は気分が高まりますが、作用が切れてくると離脱症状によって、うつ的になる場合があります。またアルコール（お酒）の飲み過ぎによって、うつ状態がおきる場合もあります。

れっきとした治療薬によってうつ状態がひきおこされる場合もあります。最も多いのがC型肝炎などの治療で用いられる、インターフェロンという薬です。この薬を飲んでいる人、十人のうち三人くらいの方に、うつの症状が出てしまうと言われています。

うつ状態をひきおこす精神疾患もたくさんある

うつ状態をおこす精神疾患も、うつ病だけではなく複数あります。特に多いのが双極性障害（躁うつ病）によるうつ状態です。さらに統合失調症でもうつ状態になる場合があります。また、強いストレスに対する適応障害によって抑うつ的な状態となることもありますし、心の悩みで気分が落ち込むこともあります。

もちろん主なものは大《だい》うつ病性障害によるうつ状態です。大うつ病性障害とはいわゆるうつ病のことです。みなさんがうつ病と聞いたときイメージするのはこの病気だと思います。

さらに大うつ病性障害の中にもさまざまなケースがあります。大うつ病性障害と診断されている人であれば、みな同じ原因によっておきている同じ病気の患者さんだと思われるでしょうが、そうではないのです。

まずパニック障害、強迫性障害といった他の精神疾患がもともとあり、その上にさらにうつ状態を発症している場合が少なくありません。それからアルツハイマー病のような認知症でも、明らかな症状が出る前にうつ状態が出る場合があります。このような原因によるうつ状態も、現在の診断のやり方では、うつ病と診断されているケースが多いのです。

つまり大うつ病性障害＝うつ病とは、さまざまな原因でおきているけれども一定のまとまった症状をもつ病気をまとめてくくった、グループ名のようなもの（症候群）だと考えていただければ、一番現実に近いのではないかと思います。

そんなに大まかなものなのかと驚かれるかもしれませんが、うつ病の診断にいきつくまでに、医師はいろいろな手順をふみ、できる限り正確を期して診断を行っています。

大うつ病性障害＝うつ病

いきなり「大うつ病性障害」という言葉を出しましたが、これはアメリカ精神医学会が発行している精神疾患の診断基準（ＤＳＭ）に載っている診断名です。このＤＳＭにはそれぞれの病気の症状リストが載っており、そのリストのうち何個を満たしていたら、○○と診断しましょうという基準が具体的に書いてあります。

なぜここで突然アメリカの診断基準が出てくるのかと言いますと、いま現在、日本を含む世界中の精神科医療現場では、ほとんどの医師がこのＤＳＭにある程度基づいて診断を行っているからです。精神科の診察室には、たいていこの本が置いてあるはずです[1]。

精神科医が普通「うつ病」と言っている病気は、このＤＳＭ診断基準式に言うと「大うつ病性障害[2]」です。この本でも大うつ病性障害と言ったりうつ病と言ったりしていますが、そのどちらもＤＳＭ診断基準の「大うつ病性障害」のことを示していると思ってください。また「大うつ病エピソード」という言葉は、やはりＤＳＭに載っている言葉で、一定の規準をみたすほど重病のうつ状態のことです。

ＤＳＭ式に言えば、大うつ病性障害とは「大うつ病エピソード（うつ状態）が一回、ないし反復して現れる」病気です。

（1）DSMとICD

精神疾患の国際的な診断分類としてはＷＨＯ（世界保健機関）が作ったＩＣＤ10と、アメリカ精神医学会が作ったＤＳＭの二つの流れがあります。

日本の公的文書にはＩＣＤのコード番号を書くことになっています。しかしこのＩＣＤは「このような診断名がありますよ」ということを列記した形になっており、診断基準というわけではありません。

一方ＤＳＭは、「こういう基準をこういう風に満たせば、こういう診断をします」ということがはっきり書いてあるので、研究ではＤＳＭの方が広く使われています。

診療場面でも基本的にはＤＳＭが使われています。なぜならばＩＣＤは、ＤＳＭが改訂されるとそれに応じて改訂されるという流れになることが多く、また双極Ⅱ型障害の項目がない等、すでに古い診断分類とみられているからです。

（2）「大うつ病」の「大」とは？

大うつ病性障害の「大」というのは、本格的な、というニュアンスを含む「メジャー」という英語を和訳したもので、野球のメジャーリーグが大リーグと訳されているのと同じです。

ＤＳＭ診断基準は、改訂していくことを前提として作られたもので、二〇一三年に第５版（ＤＳＭ－５）に改訂されました。第５版の日本語訳版はまだ出版されていませんが、この「大うつ病性障害」という日本語訳にはいろいろな意見があったことから、訳語が改訂されるかもしれません。

コラム①ＤＳＭの意義

日本の精神科医療にＤＳＭ診断基準が導入されたのは二、三十年ほど前のことです。それ以前の精神疾患の診断と治療は、それぞれの医師の独自の考え方によって行われていました。うつ状態ひとつをとっても「退行期うつ」「引っ越しうつ」「荷下ろしうつ」から、「抑うつ神経症」「心因反応」まで、あらゆる病名が使われていました。

さらにどこからがその病気に該当するのかという基準も医師によって異なっており、明らかな統合失調症の症状はないけれど、統合失調症の病理が背景にあると判断したから統合失調症、とされることもあり、病院が変われば診断も治療も変わるという混乱した状況にありました。病気の名前さえ統一されていなかったのですから、科学的な研究も十分には進んでいませんでした。

そうした状況を整理するために、まずは共通の基準を作って病気を分類し、それをもとに研究を進めようという目的で作られたのがＤＳＭの診断基準です。ですからＤＳＭは言ってみれば仮の診断基準です。とりあえずこれに基づいて病気を分類して研究を進め、新しいことがわかれば改訂してまた研究を進めていこうという考えで作られているもので、最新の改訂版は二〇一三年五月に出版された

DSM－5です（それまで、ローマ数字でDSM－Ⅳとなっていましたが、5から数字表記になりました）。

うつ病に限らず、現在の日本の精神科医療では、このDSM診断基準を用い、それを元にして診断を行うことが多くなっています。

2　うつ病の診断

　内臓に原因があるとわかっている病気は内臓疾患です。脳に原因があるとわかっている病気は神経疾患とよばれ、脳腫瘍、脳梗塞、パーキンソン病などがそれにあてはまります。

　そして脳に原因があると思われるけれども、どこを調べても異常が見つからず、まだ原因がわかっていない病気が精神疾患とよばれています。

　今はまだ原因が見つかっていませんが、精神疾患の研究は確実に進んでおり、原因が解明されれば、精神疾患と神経疾患は、合わせて「脳疾患」とよぶようになっていくでしょう（研究の状況は「うつ病の原因」の章でまとめてあります）。

　とはいえいま現在、精神疾患は原因がわかっていません。ですから他の病気のように血液を調べたりレントゲンを撮ったりしても、その人がうつ状態なのか、ましてどんな原因によるうつ状態なのかは全くわからないのです。そのように検査するすべもなく、画像を見てもわからないものを、精神科医はどのようにして診断しているのでしょうか。

それは基本的には面接です。精神科医療においては、昔も今も、面接によって診断が行われています。

うつ病の症状

DSM－5の診断基準にある症状のリストを、整理、簡略化して上に示してみました。

表1　うつ病の症状

必須症状
気分が沈む（抑うつ気分）
物事が楽しめない（興味・喜びの喪失）
身体症状
食欲がない（食欲の問題）
眠れない（睡眠障害）
動作や考えがゆっくりになってしまう（精神運動制止）
疲れやすい、気力が低下してしまう（易疲労性）
精神症状
罪の意識を感じる（罪責感）
決断することが出来ない（決断困難）、思考力・集中力の低下
死にたくなる（希死念慮）

DSM診断基準では、うつ病と診断する場合、必須症状項目のうちどちらかを必ず一つ含み、必須症状、身体症状、精神症状、合わせて九項目のうち、五つを満たすことをうつ病と診断する必要条件としています。

「私はいくつも当てはまっている、うつ病かもしれない」と思われた方もいらっしゃるかもしれません。DSMに載っているうつ病の症状リストには、わりとありふれたものも含まれています。たとえば食欲がない、疲れやすいと感じることは、病気でなくてもよくあることでしょう。ですからこうした訴えを、どこからを病的なものとして考え、症状リストにあてはまるとするのかが、とても重要です。その症状が何日以上続く場合、というふうに、時間的な要素も含めて基準が定められていて、なるべく診断にばらつきが出ないよう工夫されています。

必須症状項目

ＤＳＭ診断基準に基づいてうつ病を診断する場合、少なくともどちらか一方が必ず含まれていなければならないとされている症状が二つあります。

その一つは、表の一番上にある抑うつ気分、そして二番目の興味・喜びの喪失という症状です。この二つがうつ病の必須症状で、うつ病の中核症状とも言います。

まず抑うつ（＝うつ）気分について説明しましょう。

抑うつ気分とは「気分が沈む」と書いてはありますが、この表記から想像されるような生やさしいものではありません。普段感じたことがないほどのうっとうしい何とも言えない嫌な気分が、襲いかかってくるようなものだと思っていただくと、実際の抑うつ気分に近いかもしれません。

抑うつ気分があるかどうかをみる時、間違われやすいのが意欲の低下です。意欲というものは普通でもそう簡単に出るものではなく、やる気が出なくて仕事がはかどらないというようなことは多くの方にとって日常茶飯事のことです。つまり、報酬が少ないとか面白い仕事でないために意欲が出ないということは、誰にでもありうることで病気ではありません。

しかしうつ病で見られる抑うつ気分というのは、そのようなあるべき意欲が湧いてこないという状態とは違います。また親しい人や可愛がっていたペットが亡くなった時に感じるような悲しさとも性質が異なります。何とも形容しがたい非常に嫌な気分が、一日中、毎日、二週間以上続いている時、はじめて抑うつ気分が存在するとされます。

必須項目のもう一つの症状である興味・喜びの喪失とは、大好きだったことを含め、ほぼすべてのことに対する興味を失ってしまうというものです。

この時、学校に行くのは辛いけれども家に帰ってネットでゲームをしている時は楽しいとか、会社や仕事に全く興味をもてないけれども、週末の予定は楽しみといった状態とは区別しなければなりません。

気持ちが晴れることが少しもなく、何をしても楽しいと思えず、何を食べても美味しいと思えず、良いことがあっても全く嬉しく思えない病的な状態が毎日、一日中、二週間以上続いていると確認された時、興味・喜びが喪失した状態が存在すると判断します。

このようにうつ病の中核症状である抑うつ気分と興味・喜びの喪失は、両方ともに非常に苦しく重いものです。世間で「うつ」とされている人の中には、この「抑うつ気分」と「興味・喜びの喪失」のどちらをも満たしていない人が少なからずいらっしゃると思います。これらの症状があったとしても、二週間続けて、しかも、ほぼ毎日、ほとんど一日中ある、という点を満たさない人は多いのではないでしょうか。そういう方は、(「抑うつ気分による適応障害」といった診断名がつく可能性はありますが) 大うつ病性障害とは診断されません。

これら二つの中核症状のうち少なくとも一つが存在するとされた時、はじめて大うつ病性障害の診断の可能性が出てきます。

身体症状

次に抑うつ気分と興味・喜びの喪失の二つの必須症状と、四つの身体症状、そして三つの精神症状をあわせた九項目の中から、五項目以上があるかどうかをみていきます。

まず四つの身体症状とは、睡眠障害、食欲の問題、疲れやすい（易疲労性）、動作がゆっくりになる（精神運動制止）という症状です。これらが二週間以上続けて存在しているかどうかをみていきます。

睡眠障害は、不眠と過眠の両方があり得ます。全く逆の症状が同じ診断基準に含まれているので、一見奇妙なようではありますが、不眠、過眠のどちらがあっても睡眠障害という身体症状が存在すると判断することになっています。

食欲の問題も、食欲が低下して体重が減少する症状が典型的ですが、その逆の、食欲が増加して体重が増える場合（過食）も食欲の問題が存在すると判断します。

易疲労性とは、疲れやすく、気力も低下してしまう症状です。一日仕事をしたら夕方に疲れてしまうというのは誰にでもあることなので、これにあてはまるとは言いません。

どうしても気力が湧かなくなり、何をするのも億劫で、一時間ほど何かしたり、ほんの少し仕事をしただけでひどく疲れてしまい二日間くらい寝込んでしまう、またその疲れが全くとれない、といった症状が入り交じっている病的に疲れやすい状態が易疲労性です。

精神運動制止というのは、動作がゆっくりになってしまう症状です。純粋に運動の問題で動作がゆっくりになる場合とは、たとえば脳梗塞により身体が麻痺してしまうようなケースです。一方、精神の問題で動作がゆっくりになってしまうのは、動きたくないから動かないとか、あえて自分の意志でじっとしているという場合です。しかし、「精神運動」制止で動作がゆっくりになってしまうというのは、そのどちらでもありません。運動の異常によって動かないのでもなく、気持ちの問題で動かないのでもない、いわく言いがたい理由で動けないという身体の状態を精神運動制止と言います。これは身体の動きが実際にゆっくりになってしまう症状が中心ですが、しゃべったり考えたりするのがゆっくりになってしまう症状も含みます。

そしてこれに関しても、睡眠や食欲の項目と同じように、全く反対の症状が一つの項目の中に含まれています。精神運動制止の反対は焦燥です。これは普通に感じる焦燥感とは少し違うものです。焦燥感とはイライラして何だか落ち着かないような気持ちを言いますが、焦燥という症状は、実際にじっとしていられなくなり、立ったり座ったりと、本当に身体が動いてしまいます。

精神運動制止と焦燥の二つの症状は、入り交じって現れることも少なくありません。そのような場合は、じっと動かず、頭を抱え込んでいたかと思うと、どうしようどうしよう、と興奮して動き回るような状態になってしまいます。同じ人にこうした二つの症状が入り交じって現れることとは、実はよくあることです。焦燥の症状が強く現れて動きまわっているような場合、一般的な感覚としては、うつ病とは考えにくいかもしれませんが、このようなケースもあり得るのです。

精神症状

さらに次の三つの精神症状が二週間以上続いているかどうかもみていきます。それは罪責感、決断困難、希死念慮です。

最初の罪責感ですが、これは「大変な罪を犯してしまった。罰を受けなければならない」と思い込んでしまうものです。ＤＳＭはアメリカで作られたものなので、罪責感とされていますが、西洋と日本の文化的背景の違いもあってか、日本人の場合は、罪責感というよりは「皆に迷惑をかけてしまった。申し訳ない」と自分を責める自責感という形で現れる場合が多いようです。

決断困難とは、思考力や集中力が低下してしまい、いつもは普通に決められていることが、決められなくなってしまう症状です。たとえば病前は「この書類はここに数字を書き込んでからここに入れて……」とスムーズに仕事をしていた人が、同じような書類を前にしても、どのように処理したらよいのかわからなくなり、仕事が滞ってしまいます。そういう状態の人は、入院を勧めても「必要だとは思うけれど、いや、やはり会社に迷惑が……」となかなか考えがまとまりません。人並み以上に仕事をこなしていた人でも、なかなかものが決められなくなってしまうのが決断困難です。

希死念慮とは生きていても仕方がないという感じがしてきて、どうしても死にたい気持ちになってしまうことです。これが強まると本当に自殺のことで常に頭が一杯になってしまいます。たとえばうつ病を経験した作家、ウイリアム・スタイロンは、『見える暗闇』の中で、このように表現しています。

「博士は自殺志向はないかとたずね、わたしはしぶしぶ「ある」と答えた。その必要もないようだったからそれ以上詳しくは述べず、家の中の人工的製造物の多くが実際に自己破滅の潜在的道具となったことは言わなかった。屋根裏部屋のたるき材（それに庭のカエデ一、二本）は首を吊る手段、車庫は一酸化炭素を吸入する場所、浴槽は動脈を切って血の流れを受ける容器なのだ。台所の引き出しにある包丁はわたしにはただ一つの目的しかなかった。急性心不全による死は実行責任を免除してくれるからとりわけ歓迎すべきものと思われたし、雨の降る森の中をシャツ一枚で長い間こごえたまま歩いてわざと肺炎にかかる、という考えをもてあそんだ。ランダル・ジャレルふうに近くのハイウエイでトラックの前を歩き、事故にみせかけることも見逃しはしなかった。こうした考えはとんでもない不気味なもの、誇張した冗談と見えるかもしれないが、正真正銘のことなのだ」（ウイリアム・スタイロン著／大浦暁生訳『見える暗闇――狂気についての回想』新潮社、一九九二年、八二―三ページ）。

以上のような二つの必須症状、四つの身体症状、三つの精神症状、合わせて九つの症状のうち、

表2　DSM－5による大うつ病エピソードの診断基準の概略

A. 1日中続き、どんなにいいことがあっても改善しないような嫌な気分（抑うつ気分）または、それまで興味のもてたどんなことにも興味がなくなった状態（興味喪失）のうちの少なくともどちらかがあり、上の2つを含めて、以下の症状リストのうち、5つ以上の症状が2週間以上続くこと（ほとんどの症状は、「ほとんど毎日、1日中」存在することが必要）。 1) 抑うつ気分 2) 全ての活動における興味、喜びの減退 3) 体重減少／増加または食欲減退／増加 4) 不眠／睡眠過多 5) 焦燥または制止 6) 易疲労性、気力の減退 7) 無価値感、罪責感 8) 思考力・集中力の減退、決断困難 9) 希死念慮、自殺企図
B. 著しい苦痛、または社会的、職業的な機能障害を引き起こしている。
C. 物質（乱用薬物、治療薬）、または一般身体疾患によるものではない（死別反応でも同様の症状が起きることがある。これらは喪失に対する反応として理解できるものである。しかし、こうした正常な反応に加えて、うつ病が存在することについても、注意深く検討すべきである）。
D. その他の精神疾患（統合失調症など）によるものではない。
E. 躁病あるいは軽躁病エピソードを経験したことがない（薬物や身体疾患によるものを除いて）。

必須症状を少なくとも一つ含む五つ以上の症状が、一日中、毎日、二週間以上続く状態にあることが、「大うつ病エピソード」と診断する必要条件となります。

著しい苦痛と社会的、職業的な障害

最初に症状リストを見た時「私もうつでは？」と思われた方がたくさんいらっしゃったかもしれませんが、実際にはこの基準を満たす方はそう多くはないでしょう。気分が落ち込むだけなら誰でも時々はあることです。しかしこれらの九つの症状のうち五個以上が、毎日、一日中、二週間以上続くのですから、うつ病という病気は本当に重い病気だということがおわかりいただけたかと思います。

さて、五つ以上の症状が存在することが

「大うつ病エピソード（＝状態）」の必要条件と述べましたが、必要条件ということはつまり、まだうつ病と診断するには十分ではないということです。表2を見ていただけたらおわかりいただけるように、これはうつ病のDSM診断基準の項目AからEのうち、最初のAの部分に過ぎません。

項目Bにあるのが、「著しい苦痛、または社会的、職業的な機能障害を引き起こしている。」というものです。これはすなわち、特に苦しんでいなくて、仕事や社会的な面でも特に問題はない、という状態で、「私もうつかも？」などと心配する必要は全くない、ということです。

身体疾患と薬剤性の場合の除外

A項目をカウントしていった結果その数が必須項目少なくとも一つを含めて五つ以上あり、大うつ病エピソード（うつ病による抑うつ状態）が疑われ、著しい苦痛または社会的、職業的な障害をひきおこしている場合、次に行うべきことは、Cにある「物質、または一般身体疾患によってうつ状態がおこっているケースを除外する」ということです。

最初の方に書きましたが、身体の病気によって抑うつ気分や、興味・喜びの喪失という症状が出るということは、いくらでもあり得ることです。抑うつ気分をひきおこすことが多い身体疾患は、内分泌疾患と脳の病気です。

うつ状態をひきおこす身体の病気

内分泌疾患には、甲状腺機能低下症、クッシング症候群、下垂体機能障害などいろいろなものがあり、いずれもうつ状態を呈する場合があります。

甲状腺機能低下症とは、首のところにある甲状腺を自らの免疫系が攻撃してしまうことなどによって、甲状腺ホルモンが出にくくなってしまう病気です。甲状腺ホルモンには、身体全体の調子を整える働きがあり、これが少なくなると、身体全体の活気を失ってしまい、うつ状態も現れます。甲状腺に異常があれば首が腫れたりしますから、首のところに甲状腺腫がないかを調べます。また、甲状腺ホルモンが足りないと、うつ状態の他にも声が出にくいといった症状や寒気や筋肉の症状などが出ますので、必要に応じてそういった症状をきき、身体所見をみます。

クッシング症候群は、腎臓のそばにある副腎から出る、副腎皮質ホルモン（コルチゾール）が過剰に出てしまう病気です。コルチゾールは、ストレスに伴って放出され、身体をストレスに適応させる働きがあると考えられています。しかしこのコルチゾールが出続けると、免疫が低下したり、糖尿病になったり、うつ状態をひきおこしたりと、いろいろな弊害が出てしまいます。そのため通常体内では、いったんコルチゾールが高くなると、これを下げる働きが生じるようになっています。しかしクッシング症候群では、副腎にできた腫瘍などによって、コルチゾールが出続ける状態となってしまっています。この病気が疑われた場合には、尿の検査、さまざまなホルモンを注射した後に血液中のホルモンを測定して、ホルモンの調節状態を見る負荷試験、腹部の画像検査などの検査を行って、診断を進めます。

また副腎そのものには病変がなくても、脳の底面の小さな器官である下垂体に、副腎皮質刺激ホルモンを作る腫瘍ができてしまったために、同じような症状が出る場合もあります。こうした場合も同様に、負荷試験を行ったり脳画像検査を行ったりして診断を進めます。

これらの他にも、いろいろなホルモンの病気でうつ状態になる可能性がありますので、ホルモンの病気が疑われる場合には詳しい検査を行い、内科的な診断によって内分泌疾患を除外します。

脳梗塞、パーキンソン病、アルツハイマー病などの認知症、脳腫瘍などの脳の病気も、抑うつ状態を伴うことがあるので、手足が麻痺していないか、知覚の障害がないかどうか、言語などの高次脳機能の障害がないかといったことを、問診により確認します。そして必要に応じて脳画像、脳波の検査なども行います。

こうした検査の結果、内分泌や脳の病気があり、それが抑うつ状態の原因だと考えられれば、その時点で大うつ病性障害や双極性障害の抑うつ状態ではないことになるので、必要に応じて内科等の適切な科に受診してもらい、これらの疾患に対する治療を行います。

うつ状態をひきおこす薬

次にうつ状態をひきおこす可能性がある薬の影響をうけていないかどうかを考えなければなり

ません。

うつ状態をひきおこす薬には、大きく分けて二種類あります。それは、依存性薬物と治療薬です。

依存性薬物としてはアルコール、覚醒剤、麻薬などが、うつ状態をひきおこす可能性があるものです。こういったものの乱用、依存を問診で確認します(乱用というのは、それが何か問題をおこしているとわかっているのに続けてしまうこと、依存というのはそれがやめられなくなってしまっている状態です)。

治療薬による抑うつ状態もよくあることです。抑うつ状態をひきおこす可能性がある薬は三五ページの表に示しました。これらに該当する治療薬を使っているかどうか、そしてその治療薬とうつ状態に時間的な因果関係があるかどうかを問診により確認します。明らかに薬によってひきおこされていると考えられる場合は、大うつ病性障害ではなく、薬物による物質誘発性気分障害と診断されます。

こうした場合、精神科医とその原因となっている薬を処方している医師が相談して、薬を変更できるようなら、なるべく変更するのが原則です。原因薬剤を変更してもうつ状態が良くならない場合は、薬が原因によるうつ状態ではなく、うつ病である可能性が高まります。

うつ状態の原因として疑われる薬であっても、どうしてもその薬が必要な時は、精神科で抗うつ薬を処方して、これを併用しながら、原因薬剤を続けるという選択もあり得ます。

いずれにせよ、今まで気づかなかったけれども、自分のうつ状態の原因はこの薬ではないかと思った場合には、原因薬剤である可能性がある薬を処方している主治医、および精神科の主治医に相談すると良いでしょう。

特に重要なのは、インターフェロンですが、その他、薬の添付文書に、うつ病やうつ状態をひきおこすことがある、あるいはうつ病を悪化させることがある、ということが、「警告」あるいは「禁忌」の欄に記載されている薬をリストアップしてみました。この中には、もうほとんど使われていない薬もありますし、逆に、うつ病をひきおこすことが知られている副腎皮質ホルモン剤（たとえばプレドニゾロン、商品名プレドニン）が、（禁忌の表現が異なっていたために）含まれていなかったりしますので、参考程度に考えていただければと思います。

うつ状態は心理的な問題だろうと考えて、カウンセリングだけで治したい、などと思われる方もいらっしゃると思いますが、ここまで述べてきたように、うつ状態をひきおこす要因は、身体の問題、薬の問題など、多様であり、安易に心の問題であると決めつけてはいけません。軽いうつ状態でカウンセリングを受けているが、なかなか良くならなくて困っている場合は、一度は医師の診断を受けた方がよいでしょう。

死別反応との鑑別

最愛の子どもを亡くした、最愛の妻や夫を亡くした、親を失った、といった死別体験に伴って

表3　うつ病をひきおこすあるいはうつ病を悪化させる可能性のある薬剤

薬品名	商品名	薬効分類	適応病名	警告内容
インターフェロンβ-1a	アボネックス ベタフェロン	インターフェロン製剤	多発性硬化症	うつ病や自殺企図の報告
リバビリン	コペガス レベトール	抗ウイルス剤	C型慢性肝炎（ペグインターフェロンアルファ-2aとの併用）	うつ病が悪化または再燃することがある
バレニクリン	チャンピックス	禁煙補助剤	禁煙の補助	抑うつ気分や自殺念慮などの報告
レセルピン	アポプロン ベハイドRA配合錠	降圧剤 抗精神病薬	高血圧症	重篤なうつ状態があらわれることがある
テトラベナジン	コレアジン	不随意運動治療薬	ハンチントン舞踏病	うつ病、自殺念慮が現れる
マジンドール	サノレックス	食欲抑制剤	高度肥満症	抑うつ等の精神障害の症状が悪化するおそれがある
ジフェンヒドラミン	レスカルミン	抗アレルギー剤（抗ヒスタミン薬）	アレルギー性鼻炎	うつ病の症状が悪化するおそれがある
ピモジド	オーラップ	抗精神病薬	統合失調症、自閉症、精神遅滞	うつ病の症状を悪化させるおそれがある
メチルフェニデート	コンサータ	中枢神経刺激剤	注意欠陥／多動性障害	抑うつ症状が悪化するおそれがある
	リタリン		ナルコレプシー	
臭化カルシウム	ブロカル	催眠鎮静剤	難治性てんかん 不安緊張状態の鎮静	うつ病の症状が悪化するおそれがある

医薬品の添付文書情報（http://www.info.pmda.go.jp/）を元に著者作成。2013年8月24日現在。添付文書の「警告」欄および「禁忌」欄に、「うつ」を含む薬品を検索し、うつ病をおこす、あるいはうつ病を悪化させるとの記載があるものを選択した。現在ではほとんど用いられていない薬剤もあるが、一定の基準とするため、すべて記載した。

気分が沈むことは、病気ではありません。愛する人を失った喪失感は、消えるものではありませんが、それでも多くの方はその悲しみを乗り越え、あるいは喪失感を抱き続けながらも、人生を歩んでいきます。ですから、最愛の人を失った後の悲しみを、むやみに病気として扱う必要はありません。しかしながら逆に、家族を失ったことを契機として、明らかなうつ病を発症する場合もあります。たとえ子供を失ったことがきっかけであっても、「会社に多額の損害を与えてしまった」と思い込み、いくら大丈夫だと説明しても納得できず、一日中立ったり座ったりして頭を抱えている、といった重症の、焦燥や妄想を伴ううつ病になったとしますと、これは単なる死別反応と考えることはできなくなります。こうした場合は、たとえ家族を失ったことがきっかけであっても、うつ病と診断して、薬物療法を行った方が良いことになります。

ＤＳＭ－Ⅳでは、家族を失った後、二カ月以内であれば大うつ病性障害と診断しないと明記されていましたが、ＤＳＭ－５ではこうした制限がなくなり、逆に正常な死別反応に加えて、うつ病が存在する可能性についても注意深く検討した方が良いと明記されました。

この変更について、一部のメディアでは、「家族を失った悲しみまで病気にしようとするのか、抗うつ薬を売るための陰謀ではないか」といった論調の批判もあったようです。しかし、診断基準を見ていただければ、決してそのような意図ではないことがおわかりいただけると思います。

他の精神疾患との鑑別

ここまでの手順をふみ、これでうつ病という診断に行きつけるかというと、そうではありません。今度は表2のD、Eをみていきます。そこには「D．その他の精神疾患（統合失調症など）によるものではない。」「E．躁病あるいは軽躁病エピソードを経験したことがない（薬物や身体疾患によるものを除いて）。」とあります。これらは、うつ病の診断から統合失調症、双極性障害など、他の精神疾患を除外するための項目です。

統合失調症は、幻覚（主に幻聴）、妄想などが現れ、特に自分の考えが周りに知られている（思考伝播）とか、世界の出来事がすべて自分に関係があると感じてしまうといった症状が特徴的です。こうした症状に加えて次第に自閉的となり、意欲が低下し社会適応が障害される陰性症状といわれる症状が現れます。

他の精神疾患の中でも、この統合失調症のようにうつ病よりも重い疾患があれば、そちらの診断が優先されるのです。

双極性障害（躁うつ病）との鑑別

双極性障害は、かつて躁うつ病とよばれていた病気で、躁状態とうつ状態を繰り返す病気です。双極性障害にはⅠ型とⅡ型の二種類があり、これは躁的な状態の程度によって分類されています。思いつきで新しい事業を始めると言って仕事を辞め多額の借金をしてきたり、突如親しい友人を訴える等、周囲との人間関係や自分の社会的な地位を損なうようなことをしてしまい、その損失が極めて深刻なものを躁状態と言います。この躁状態が一度でもあった場合は、双極Ⅰ型障害と分類されます。

躁状態より程度の軽いものを軽躁状態と言います。人が変わったようにハイになって寝ないで仕事をするなど、元のご本人を知っている人を驚かせたりはするものの、周囲に著しく迷惑をかけるほどでもないものを軽躁状態といい、こちらしかない場合は、双極Ⅱ型障害と分類します。

双極性障害の人は、そのような躁あるいは軽躁状態と、うつ状態を数年おきに繰り返します。そして双極性障害のうつ状態（双極性うつ病）は、Ⅰ型であろうとⅡ型であろうと、うつ病のうつ状態と大きな違いはなく、区別がつきません。

ところが困ったことにうつ病と双極性障害は、違う病気です。同じようなうつ状態に見えても治療法も薬も違います。双極性障害の人がうつ病の薬を飲むとかえって悪くなってしまう場合もあるので、しっかり見分けなければなりません。

そこでＤＳＭでは最後にうつ病から双極性障害を除外する項目をつくっているわけです。以前躁状態または軽躁状態を経験した人は、医師にそのことを話してくれれば、その人が双極性うつ病なのか、または大うつ病性障害のうつ病なのか区別することができます。

しかし躁状態というのは、本人に病気の自覚はほとんどありません。むしろ気分爽快で調子が良いと感じているくらいで、躁や軽躁状態の人が自分から精神科に受診することはめったにありません。

双極性障害の人が最初に受診されるのは、多くがうつ状態の時です。双極性障害の患者さんにとって躁・軽躁状態は数年前の全く自覚がない過去のことで、たとえそのために病院にかかっていたとしても、病気だったと納得はしていない場合も少なくありません。つまりうつ状態で困って病院に来ている人から、躁・軽躁があったかどうかを聞き出して、双極性障害を除外しなければならないというわけです。

まず過去に気分が非常に高ぶった時期があったかどうかを確認します。気分が非常に高ぶる状態が、一日中続き、それが七日以上続いたと確認できたら、躁状態が存在したと判断します。

双極性障害では多くの場合、気分が高ぶると爽快な気分になります。これが双極性障害の躁状態の一つの特徴です。怒りっぽくなる躁状態もありますが、統合失調症の人が被害妄想などで興奮して怒りっぽくなったりする場合がありますので、これは双極性障害の特徴的な気分とは言えません。

そこでDSMでは、気分が高ぶった時、爽快な気分だった場合には、その他に三つの症状を満たす必要があるとしていますが、怒りっぽい気分だった場合には、その他の四つの症状を満たす必要があるとしています。

気分の高ぶりという中核症状を満たした場合に確認すべき症状は七つあります。

最初は誇大性です。誇大性というのは自分が偉くなり、何か重大な人物になったような気がするというものです。これが行きすぎると、誇大妄想になります。自分は実は何億円もの財産があ

表4　DSM－5による躁病エピソードの診断基準の概略

A. 異常で持続的な高揚気分および活動性または活力の増加がほぼ一日中、毎日存在する、いつもと違った期間が１週間以上持続（入院が必要な場合は期間は問わない）
B. 気分と活動性または活力の増加の期間中、以下の症状のうち３つ（気分が単に易怒的な場合は４つ）存在 1. 誇大性 2. 睡眠欲求の減少 3. 多弁 4. 観念奔逸（いくつもの考えが競い合っている感覚） 5. 注意散漫 6. 目標志向性の活動の増加または精神運動性の焦燥 7. まずい結果になる可能性が高い活動に熱中する
C. 気分の障害は社会的・職業的機能に著しい障害を起こすほど、または自己または他者を傷つけるのを防ぐため入院が必要であるほど重篤であるか、精神病性の特徴が存在する
D. エピソードは物質（薬）や身体疾患によるものではない

注：抗うつ治療による躁状態でも、治療の生理学的作用を超えて持続したら双極Ｉ型障害の診断となる

る、と事実と違うことを確信してしまうのが、誇大妄想です。

次は睡眠欲求の減少です。うつ病の場合は不眠と表現されますが、同じ睡眠の障害でも、躁病の人は、寝ないでも平気だと思っているので、このように表現されているわけです。

多弁とは他の人が口をはさめないぐらいどんどんしゃべり続ける症状です。外来で受診する躁病の患者さんには、この症状のために、もう声が枯れてしまっている人もいます。機関銃のように延々と何十分でもしゃべり続けるような状態が多弁です。

観念奔逸とはいろいろな考えが競い合うように湧いてくることです。この症状がある人は「昨晩は眠れましたか？」と聞いただけで、「眠るどころか頭が冴えわたってスッキリ、ハッキリ。快晴、正解。大当たりです……」などと延々としゃべり続けてしまい話がまとまりません。こういう状態になったこ

とがあるかどうかを聞きます。

躁状態では、周りに見えるもの、聞こえる音などにすぐ反応して、その話を始めたりしてしまいます。そのため、一つのことに集中して取り組むことができません。これが注意散漫です。

目標志向性の活動とは、仕事に行くとか、家の片づけをするとか、人に会いに行くとか、何か目的をもった行動のことです。躁状態では、こうした行動が非常に増えます。朝の三時、四時から出勤して、職場で何か新しいプロジェクトの計画を紙に書き綴ったりする人もいます（ただし、次々に新しいアイデアが湧いてきて収拾がつかなくなり、どれ一つとして完成させることはできません）。また朝も暗いうちから人に電話をかけまくり、普段それほど親しくない人にまで、馴れ馴れしく声をかけ、隣に座った見知らぬ人に延々としゃべり続けるようなことをしてしまいます。これも、周囲の人にとっては少々迷惑かもしれませんが、本人にとっては、皆と仲良くやりたいという行動の表れですから、目標志向性の行動と考えます。

また、もはや目標志向性とは言えないほど、落ち着きなく、無目的に動いてしまうという症状もあります。これが精神運動性の焦燥です。うつ病でも見られる症状です。

さらに問題がおきるかもしれないとわかっていても、後先をかえりみない行動に走ってしまうという症状があったかどうかもみます。具体的にはお金がないのに、もっている以上のお金を使ってしまう、配偶者がいるにもかかわらず性的な逸脱行為をするといった症状です。

先ほどの気分の高ぶりに加えてこれらの症状の三つ（怒りっぽい気分の高ぶりの場合は四つ）以

上が一週間以上（入院が必要な場合は期間は問わない）続いているという状態で、なおかつそれによって仕事、社会生活に支障をきたしているか入院が必要な場合、これを躁病エピソード（躁状態）とよんでいます。

躁状態があったかどうかを質問する時、気をつけるべきことは、たとえば会社に居残って徹夜で仕事をしていたようなことも、ご自分の精神状態が変化しているからではなく、「仕事が増えたので、やるべきことをやっていた」と感じている人が多いということです。ですから「これまでに、寝なくても平気でばりばりと頑張れた時期がありましたか」など、質問の仕方には工夫が必要です。できる限りご家族からの情報も取り入れます。

また、躁状態で幻覚や妄想を伴う場合もあります。

そしてこれらの症状が四日間以上あって、けれども入院を要するほどではない場合を、軽躁状態エピソード（軽躁状態）とよんでいます。

躁状態と軽躁状態では、軽躁状態の方が診断は困難です。四日間くらい気分が高まったことがあるという症状は、何かいいことがあって気分が良くなる健康な状態との区別が難しく、ある意味、誰でも軽躁状態があったとすることができてしまうからです。

ですから軽躁状態に関しては過剰に診断してしまうことにも十分気を付けなければいけません。

診断のポイントは、もともとのパーソナリティーとは全く違う状態になり、周囲の人から見ても「いつものあの人とは違う」とはっきりわかるくらいの変わりようだったかということです。

普段は落ち着いている人が、まるで人が変わったようにハイな調子が続くという状態が軽躁状態です。

このようにして、過去に躁状態または軽躁状態があったかどうかを確認し、双極性障害のうつ状態が除外された時、はじめて大うつ病性障害という診断がなされることになります。

いかがでしたか。診断の手立てが面接しかないという現状の中であっても、精一杯科学的な診断を目指していることが伝わったでしょうか[3]。

(3) 自己評価尺度には注意

世の中に流布している可能性のある代表的な間違った診断法は、自己評価尺度の点数の高さだけでうつ病だと判断することです。うつ病の評価尺度とよばれるものとしては、評価者がつける「ハミルトンうつ病評価尺度」「モンゴメリー・アズバーグうつ病評価尺度」、自記式のものとしては「ベックうつ病自己評価尺度」などがあります。いずれもうつ病と診断された時に、その重症度や経過の目安とするためには使えますが、これまで述べてきたうつ病の診断に至るまでの長い道のりをご覧いただければおわかりの通り、これらの値が高いからうつ病と診断することはできません。

ただし、これらの評価尺度がうつ病かどうかの診断をしていない人たちを対象とした研究に用いられている場合もあります。何万人もの人の調査を行う場合には、質問表を配ってその得点について統計をとるということをせざるを得ないからです。

しかし実際の臨床の中でその人ひとりの診断をつけるためには、評価尺度の点数で診断ができないことは明らかです。ウェブサイトなどで、「この評価尺度が高いとうつ病の可能性あり！」等とあったりしますが、薬の販売促進目的で立ち上げられたサイトもあるので注意が必要です。

うつ病の診断基準を満たさない場合

ＤＳＭの診断項目にある症状は、一つ一つを見ると、日常的に感じるようなことも含まれているため、ＤＳＭではどのくらいの強さで、どのくらい長く、いくつの症状があるのか、ということが細かく定められています。

しかしそうすると、うつの症状を訴えて受診された患者さんではあるけれども、大うつ病性障害の診断基準の全部は満たさない……というケースも出てきます。そのような時、ＤＳＭではどのように診断するのでしょうか。

気分変調性障害＝持続性抑うつ病性障害

大うつ病性障害の診断にあたっては、抑うつ気分または興味・喜びの喪失のどちらかを含め、五つ以上の症状が二週間以上あることが必要条件です。しかし必須症状があっても他の症状が五つ未満という人もいます。

ＤＳＭ‐Ⅳでは、症状が四つ以下でも二年以上続いている場合、すなわちうつ病よりは軽症ではあるけれども長く続いているという場合には「気分変調性障害」[4]と診断することにしていました。治療内容としては、うつ病と同様に抗うつ薬を使いますが、精神療法の比重が少し高くなるとされていました。

しかし、大うつ病性障害の診断項目より症状項目数が一つ二つ少なくても、その症状が二年以上続いている状態というのは、臨床的にはかなり重症な状態です。ですから気分変調症（気分変調性障害）は、当時から軽いものとは考えられていませんでしたし、経過中に大うつ病に進展していくケースもよくみられました。そうした場合には、気分変調症と大うつ病、両方の診断名を記載することになっていました。

しかし気分変調症は、たとえ大うつ病性障害の基準を一度も満たさなかったとしても、経過には大きな違いがなく、一般のうつ病よりも思わしくない経過をたどるというデータが蓄積されてきました。[5]

そこでＤＳＭ－５では、気分変調症とうつ病を併記するのをやめ、経過中に大うつ病性障害の基準を満たす、満たさないに関係なく「持続性抑うつ性障害」と診断することになったのです。

症状が五個未満であってもうつ状態が二年以上続くということは、社会生活における障害という点においてもうつ病と同等以上に重いものがあります。にもかかわらず、この持続性抑うつ性障害（気分変調症）はまだ十分に研究されておらず、その対処方法もはっきりしていないところがあります。

その理由として、症状があまりにも長く続いているために、「もともとのパーソナリティー」なのか、それとも「ずっとうつ状態にある」のか、区別がつきにくくなり、そのために疾患としての輪郭がはっきりしなくなってしまうということがあります。

またこの病気はDSM－Ⅲでは、「気分変調性障害（抑うつ神経症）」と、カッコの中に「抑うつ神経症」が付け加えられていたことからも推測できるように、心の葛藤のようなものが関係している心因性の神経症的なうつ状態[6]であるという考え方もあったと思われます。

しかし現在、この持続性抑うつ性障害は、大うつ病とかなり近い性質のものであるという考え方が主流になりつつあり、治療法に関しては、うつ病に準じるものを選択する場合が多いと思われます。

（4）精神療法とは

精神療法とは、言語的、あるいは非言語的なやり取りを通して、心理的あるいは行動的な問題の解決に導く治療法です。精神医学では、精神療法とよばれることが多いのですが、臨床心理学では心理療法とよばれることが多く、両者の内容に大きな違いはありません。

基本となる技法として、カウンセリング（来談者中心療法）があります。これは、共感的理解、傾聴などを通して、クライアントが自ら問題を解決することを援助する手法です。

どのような精神医学的な治療においても、共感的理解、傾聴といった基本的な精神療法は行われますが、それらに加えて、そのクライアント（患者さん）に適した、より専門的な精神療法の技法（たとえば認知行動療法、対人関係療法など）を行う場合もあります。

（5）なぜDSMでは二つの診断が併存しうるのか

診断名を二つつけるというのは、DSMの特徴の一つでもあります。一人の人に、「統合失調症、うつ病」と二つの診断がなされることはありません。統合失調症や双極性障害は、うつ病よりも重いとされているので、そちらが優先されるからです。しかし、他の比較的軽い精神疾患については、そうではありません。「パニック障害、うつ病」とか、「うつ病、境界性パーソナリティー障害」といったように、二つの疾患を併記することがあるのです。こうした診断の仕方は、他の医学領域から見ると少々違和感のあるところかもしれません。複数の症状が見られる場合、それら全体を理解できる一つの病気を考えるのが、医学の基本だからです。なぜ精神医学がこのような方法を採用しているかというと、それは精神医学が未熟だからということになります。たとえば一人の人がパニック障害とうつ病の両方の症状を呈するケースが多いのは確かなのですが、いずれも原因がわかっているわけではないので、パニック障害だからうつ病になったのか、あるいはうつ病だからパニック障害になったのか、はっきりと結論することはできません。そこでこれら両方の症状を伴う病気とはいったいどのようなものなのか、今後研究を進めていくために、現段階ではひとまず二つの病名を併記するということをしているのです。

（6）神経症性うつ病とは？

神経症性うつ病、あるいは抑うつ神経症という言葉は、DSM登場以前はよく用いられていました。神経症とは、もともと原因不明の神経の病気、という程度の意味でしたが、フロイトが心理的な葛藤による精神疾患として再定義しました。しかしその後、神経症とされていたパニック障害、強迫性障害などが、実は脳の病気であるという証拠が次々と見出され、現在これらを心理的葛藤と捉える考えは、あまり受け入れられなくなりました。

なお心理的葛藤とは、生活上の出来事に対して悩む、というようなことなのですが、結局のところ、どのような環境の要因によって、どのように悩むかということは人それぞれですので、抑うつ神経症は、もともとのパーソナリティーと、環境要因の相互作用で病気になっている状態と考えられていました。

適応障害

抑うつ気分などが存在するけれども大うつ病性障害の基準は満たさない場合、適応障害という診断に該当する可能性もあります。

適応障害というのは、誰にとってもストレスになるような状況において、それに対する反応としておきているもので、なおかつその反応が、そのストレスの大きさから予測されるものよりはるかに大きく、社会的または職業的機能の著しい障害をひきおこしている状態を言います。

何か明らかなストレスが契機となって抑うつ的になっており、そのストレスがなくなればうつも治ってしまうような場合は、「抑うつ気分を伴う適応障害」と診断されます。

うつ病もストレスがきっかけとなっておこるケースが多いので、そういう点だけを見ると、適応障害とうつ病には似ている点もあるということになってしまいますが、違いはどこにあるのかと言いますと、うつ病はストレスが終わっただけでは治りません。うつ病は、自己回復力の範囲を超えてしまっている状態ですので、ストレスが消えても新たなストレスが気になったり、終わったストレスを「まだ大変だ」ととらえてしまうのです。

一方、ＤＳＭ－５の適応障害の基準には、「いったんストレスが終わると、症状は半年以内に治る」と書かれている通り、ストレスがなくなったら治るのが適応障害です。

つまり、厳密にいえば、ストレスが解消され症状が治ってみないと、その人が適応障害であったかどうかは確定しないということになってしまいます。

精神疾患では、治療経過の中で診断が変更されることはよくあるのですが、適応障害もまた、ストレスが終わったのになかなかスッキリせず、重症化してうつ病に進展していくというケースもあります。

そして大うつ病エピソードの基準を満たすほどには症状が重くなく、二年未満で、なおかつストレスも関連していない……という場合は「特定不能の抑うつ性障害」等の診断をされる可能性があります。

「健康」という診断名はない

ところでもし病気ではない人が精神科を受診した場合どうなるのでしょうか。他の科のように「心配だとおっしゃるので検査をしてみましたが、異常はありませんでした」ということはあるのでしょうか。

うつ状態ということで受診された方が、診断基準を満たさなかった場合、「特定不能の抑うつ性障害[7]」と診断されることがあると述べました。特定不能の抑うつ性障害の診断項目には「これによって著しい苦痛があるか、社会的、職業的な面で支障をきたしている」と書かれていますが、うつ症状の内容については、特に基準はありません。つまり、本人が著しい苦痛を感じていたり、仕事ができないと訴えられるのであれば、どのようなケースであっても、この診断名をあてはめることは可能です。

なぜこういった診断名があるのかと言いますと、実際の診療では、うつ状態を訴えてはいらっしゃるけれども、どの病気の診断基準にも当てはまらない……という人もいるのです。ところがそういう人に「あなたはうつ病でもないし他の何の病気でもありません。健康です」と「診断」することは、実はかなり大変なことなのです。

なぜなら患者さんは、病院へ来られてうつの症状を訴えているわけですから、症状はあるわけです。その人に対して「病気じゃありません。健康です」と言うには、厳密にはＤＳＭ診断基準に載っているすべての精神疾患を一つ一つ除外していかなければならないことになります。先ほど説明したうつ病（大うつ病性障害）の診断にいたるまでの手順を、すべての病気でやるのなら健康と診断することは可能かもしれませんが、当然一度や二度の面接でできることではありません。

しかし、実際にそのような面接を行う場合もあります。それは精神鑑定の時です。精神鑑定では、精神科医が何日も何日も拘置所に通い詰め、とことん調べ尽くしてその人が正常か病気かを判断します。精神科医が完全に「正常」であると「診断」するということはこういうことで、通常の診療の範囲でできるようなことではないのです。

ですから精神科を受診すれば、本当は「健康」とすべき人であっても、(「特定不能の抑うつ性障害」というレベルではありますが) 何かしらの診断名がついてしまう場合が少なくないでしょう。

精神科はこの二〇年間、「変だなと思ったらなるべく早く受診し、必要な治療を受けて下さい」ということを強調してきました。しかし最近は、うつ病ではない方が病院にかかり、必要がない治療を受けているケースもあるのではないかと疑われるようになってきています。こういった場合どのように対応したらよいのか、精神科医の中でもまだコンセンサス (合意) にいたっていません。

いずれにしても他の科はともかく、精神科に関しては「今のところ何も困っていないけれど、本を見たら当てはまるようにも思えたので、うつ病だったら困るから念のため病院に行っておこう」「うちの子は元気にしているけれども、もしかしたら本当はうつ病が隠れているかもしれないから一応検査してもらおう」と、健康診断か何かを受けるようなつもりで受診する必要は特にないのです。「問題ありません、大丈夫です」というお墨付きが欲しくて病院に行っても、精神科医が「完全に健康です」と言うことは非常に難しいということを知っておいていただきたいと思います。こと精神科に関しては、本人も周りも困っていないし、仕事や学校生活も特に問題なくこなしているということであれば、病院に行く必要はないと思います。

（7）「特定不能の……」

ＤＳＭ－Ⅳでは、この「特定不能の××」という診断分類がそこかしこにありました。しかし診断される立場としては「特定不能の××」と診断されても、かえって不安や不信感を覚えることがあるかもしれません。

また以前アメリカでは「小児双極性障害」というありもしない診断が大流行し、大勢の子どもが不必要な治療を受けることになってしまった事件がありました。この時のケースの多くは、この「特定不能の双極性障害」の基準にはあてはまるから双極性障害なのだとされて、幼い子どもに抗精神病薬が投与されてしまったのです。

そのようなこともあり、ＤＳＭ－５では「特定不能の××」という診断はできる限り避けようということになり、「その他の特定されたうつ病性障害」という分類ができました。ここには、「反復性短期うつ病」「持続期間の短いうつ病エピソード」「症状数の少ない抑うつエピソード」など、具体的な例が記載され、大うつ病エピソードの基準を満たさない理由として、「持続期間が短い」「症状数が少ない」といった具体的な内容を記載することが求められるようになりました。

とはいえ「特定不能の抑うつ性障害」という診断名も、一応は残されています。

3 うつ病の分類

なぜうつ病をさらに細かく分類するのか

本来、DSMの大うつ病性障害の基準は、薬物療法が必要な程度の重いうつ病、というつもりで作られた基準だったのですが、医療現場で使われ続けているうちに、昔よりも症状が軽い人がうつ病と診断されるケースが増えてきました。

DSMの言葉の表現や必要とされる症状の数等は何も変わっていないのですが、うつ病の診断項目は、食欲がない、物事が楽しめないなど、ごく普通にもあり得る「感覚」が入っているので、患者さんの話を病的ととらえるか、正常の範囲内ととらえるかの判断が分かれる場合があります。そういうことが重なると、昔より軽症の人が大うつ病性障害という診断を受ける場合が出てくるのです。

これがどのように困るかと言いますと、実は抗うつ薬というのは、中等から重症のうつ病の人に効果があるもので、診断基準をぎりぎり満たすかどうかというレベルの軽いうつ病の人には効きにくいのです。ですから軽いうつ病の人が抗うつ薬を飲んでも、効果が期待できないばかりか、副作用だけもらってしまうケースも出てきてしまいます。

また、たびたび述べているようにうつ病という診断名は、一つの病気のことを表しているのではなく、うつ状態を示す症候群の名前です。「うつ病」の中にはいろいろな原因によるものが混在しているのです。こういったそれぞれのうつ状態に適切な治療をするためにも、DSMではうつ病をさらに細かく分類しているのです。

診断基準では、まず重症度をみます。大うつ病性障害の基準をぎりぎり満たす場合が軽症。基準より多くの症状があり、生活が障害されている程度が強い場合は重症、その中間が中等症です。重症には、精神病症状を伴う場合（後で詳しく述べます）と、伴わない場合とがあります。

次にこれが初めてのうつ病か、それとも何回目かのうつ病なのかをみます。今回が初めてのうつ病であれば、「大うつ病性障害、単一エピソード」と分類します。

以前に同じようなうつ病になったことがある場合は「大うつ病性障害、反復性」と分類します。反復性の場合は、双極性障害の可能性や今後どのように再発を予防していくかという点も考えて治療を進める必要がありますし、治療上重要な情報です。ただし反復性の人も最初は「単一エピソード」と診断されるわけですから、これらが異なる病気というわけではありません。

次に、どのようなうつ病であるのか、その特徴を記載します。そのためにDSMでは、「特定用語」という、細かい分類項目のようなものを使って、大うつ病エピソードの特徴を記載することになっています。具体的には「メランコリー」「非定型」「季節性」「周産期の発症」などがあります。

このように、「大うつ病性障害」と診断したら、次に「重症度」および病相の回数（単一エピソードか反復性か）を判定し、それから「特定用語」でその特徴を記載する、というのがDSM－5における大うつ病診断の流れになっています。大うつ病が何種類に分類される、という形にはなっていないので、「分類」と言ってよいのかどうかわかりませんが、とりあえず、この章では、これらの「重症度」「特定用語」の内容について説明しながら、どのようなタイプのうつ病があるかについて、解説していきましょう。

メランコリー型

最初に区別しなければいけないのはメランコリー型のうつ病です。[8] その診断基準を表に示してみました。

メランコリー型うつ病は、うつ病の中でも典型的（＝重い）とされているうつ病です。メランコリー型うつ病における興味や喜びの喪失は、非常に重症であることが診断基準となります。少しくらい良いことがあっても全く気分が変わりません。

表5　メランコリー型の診断基準の概略

A.	現在のエピソードのもっとも重症の期間に、以下のどちらかが起こる
	1)　すべての、またはほとんどすべての活動における喜びの消失
	2)　普段快適である刺激に対する反応の消失（何か良いことが起こった場合にも、一時的にさえ、よりよい気分とならない）
B.	以下のうち３つ（またはそれ以上）
	1)　はっきり他と区別できる性質の抑うつ気分
	2)　抑うつは決まって朝に悪化する
	3)　早朝覚醒（通常の起床時間より少なくとも２時間早い）
	4)　著しい精神運動制止または焦燥
	5)　明らかな食欲不振または体重減少
	6)　過度または不適切な罪責感

たとえば、友人の借金の保証人になったために、多額の借金を抱え込んでしまった、という事件を契機に気分が落ち込んだとします。正常範囲の落ち込みであれば、実は書類上の手違いで、実際には借金はなかったとわかったら、あるいは、その借金を払ってあまりあるような大金を手にすることができたら、一気に気分が晴れるでしょう。

ところがその事件を機にうつ病を発症してしまった場合には、実際には借金はなかった、あるいはそれを超える収入があったと聞いても、いや、そんなはずはない、自分はもう破産するのだ……という具合で全く気分が晴れることはありません。

つまりメランコリー型うつ病の抑うつ気分とは、周囲の状況に応じた正常範囲の気分の落ち込みの範囲を超え、なおかつ自己治癒力の範囲をも超えてしまっている病的な落ち込みなのです。それは、きっかけとなった状況が変化しようが解消しようが治るものではありません。

次に特徴的とされる症状がいくつあるかをみます。

まずその抑うつ気分は、たとえば親しい人が亡くなった時に誰でも感じる悲しい気持ちとは明らかにちがうものであることが、一つの基準となります。

そしてそのような抑うつ気分が、朝、特にひどく、夕方や夜になると少しましになります。これを日内変動といいます。朝は、通常より二時間以上早く目が醒めてしまいます。これを早朝覚醒と言います。この日内変動と早朝覚醒という症状がメランコリー型うつ病の特徴的な症状です。さらに動作や話し方がひどくゆっくりになってしまって、ほとんど動かなくなり、食欲がなくなり体重が五キロ以上、あるいは一〇パーセント以上低下してしまいます。また非常に強い罪責感、自責感もメランコリー型うつ病の特徴です。これらを三つ以上満たすうつ病をメランコリー型うつ病とよんでいます。

メランコリー型うつ病は、抗うつ薬が有効です。逆に言えばカウンセリングや精神療法だけでは治りません。抗うつ薬なしでは治らない病気なので、迷わず抗うつ薬による治療を行います。

(8)「メランコリー」の意味

メランコリーという言葉は、二〇〇〇年以上前のヒポクラテスの時代に名付けられたもので、メランは黒、コリーは胆汁という意味です。ヒポクラテスは、うつ病が黒胆汁という体液が体内で暴れることによって発症するのではないかと考え、このような名前を使ったのでした。つまりこの病気は昔から、悩みとか気の持ちようとかそういうものではなく、身体、今で言えば脳のどこかが悪くなっておこる病気としてとらえられていたと言うことができるでしょう。

非定型

非定型と言うくらいですから、これは典型的な、つまりメランコリー型のうつ病ではないということです。要するに非定型うつ病の特徴というのは、基本的にメランコリー型の真反対です。

非定型うつ病というのは、以前は神経症性、すなわちパーソナリティーを基盤として、心理的葛藤に伴って発症するような性質があるうつ病と考えられていたもので、古い抗うつ薬の中でも、三環系抗うつ薬には効果がなく、モノアミン酸化酵素阻害薬という薬しか効果を発揮しないうつ病のことを言っていました（ただしモノアミン酸化酵素阻害薬は、チーズなど、チラミンという物質を含む食品を食べると高血圧発作をひきおこすという危険があるため使われなくなりました。現在日本では抗うつ薬として認可されているモノアミン酸化酵素阻害薬はありません）。治療には通常、新しい抗うつ薬を使います。

非定型うつ病の症状は先ほど述べた通り、基本的にはメランコリー型うつ病のちょうど真反対です。

まずメランコリー型と違って、環境に対して反応しやすく、対人関係において、特に拒絶されることに対して非常に過敏に反応してしまうという特徴があります。そしてメランコリー型は食欲が低下して体重が減ってしまうのに対して、非定型はむしろ食欲が亢進して体重が増加する場合が多くみられます。またメランコリー型は早朝覚醒、不眠が特徴なのに対して非定型はむしろ

表6　非定型の特徴の診断基準の概略

A.　気分の反応性（すなわち、現実の、または可能性のある楽しい出来事に反応して気分が明るくなる）
B.　次の特徴のうち2つ（またはそれ以上） 1）著明な体重増加または食欲の増加 2）過眠 3）鉛様の麻痺（すなわち、手や足の重い、鉛のような感覚） 4）長期間にわたり対人関係の拒絶を起こす敏感さ（気分障害のエピソードの間だけに限定されるものでない）で、著しい社会的または職業的障害を引き起こしている
C.　メランコリー型、あるいは緊張病像を伴うもの、に該当しない

過眠が特徴です。さらにメランコリー型の場合は罪責感、自責感が多くみられますが、非定型にはこういった特徴はなく、場合によっては他罰的（他人を責める）な症状を呈する場合もあります。

それからメランコリー型うつ病は精神運動制止といった実際に身体が動かなくなる身体症状がかなり強く見られるのですが、非定型うつ病の場合には、自覚症状は強いけれども、身体症状は特徴的ではありません。ただし、手足が鉛のように重い感覚というのが診断基準には入っています（日本人が「手足が鉛のように重い」、などと表現することはほとんどありません。この診断基準は英語を直訳したものです）。

非定型うつ病は、子どものころに虐待を受けるなど不遇な体験をしたことが危険因子になると言われています。子どものころの虐待は、大人になってからのPTSD（＝心的外傷後ストレス障害。危うく殺されそうになるなどの強いトラウマ体験をした後に、その時のことがフラッシュバックしたり、繰り返し悪夢にうなされ、その場所に近づけなくなったり、引きこもってしまうなど、生活に差し支えてしまう状態になること）の危険因子にもなります。実際、PTSDに非定型

うつ病を伴う場合も少なくありません。(9)

また非定型うつ病は、他の精神疾患とも一緒に発病することが多く、パニック障害（何のきっかけもなく、突然動悸がして、死ぬのではないかと思うほどの不安発作に襲われることを繰り返し、場合によっては外出できなくなってしまう病気）や境界性パーソナリティー障害（自己不確実性があり、感情の不安定さや対人関係の不安定さなどに特徴付けられるパーソナリティー障害）に伴ううつ病も、多くの場合非定型うつ病です。そもそも非定型うつ病の特徴の一つである対人関係における敏感さは、境界性パーソナリティー障害の中心的な症状でもあります。

このように非定型うつ病というのは、うつ病という名が付くとはいえ、いわゆる古典的なメランコリー型うつ病とはかなり性質が違っており、抗うつ薬が同じように効かないのもあり得ることと納得していただけると思います。そして最近はメランコリー型のうつ病よりも非定型うつ病の患者さんが増えてきていると言われています。

ところでＤＳＭではなぜこれほどまでに異なるメランコリー型と非定型が同じうつ病の分類に入っているのでしょうか。

ＤＳＭ診断基準が出来る前は、うつ病と診断される人は、主にメランコリー型のような人たちで、現在非定型うつ病と診断されるような人は、パーソナリティー障害や、不安障害の人がうつ状態になったのだ、ととらえられていました。そしてそれに対して、対症療法的に抗うつ薬も使って治療をするという認識だったのです。

しかしこのやり方だと、医師によって抗うつ薬を使うかどうかの判断が分かれてしまい、本当は抗うつ薬を使った方が良いケースなのに、抗うつ薬治療が選択されず、なかなか良くならない場合もありました。そのため、こうしたタイプのうつ状態もうつ病の一種として明確に位置づけようということで、非定型うつ病という診断分類が作られたのでしょう。これによってうつ病と診断される人の数はかなり増加したと思われます。

(9) 非定型うつ病とPTSD

少々専門的な話になりますが、デキサメサゾン抑制試験というストレス反応をみる研究において、メランコリー型うつ病は非抑制パターン、すなわちストレス反応が止まらなくなっているという所見が多くみられます。それに対して非定型うつ病では過抑制、つまりストレス反応が過敏になっているというPTSDと同じような所見が見られます。

季節性

DSMには、季節性うつ病というものもあります。季節性うつ病とは秋から冬にかけてうつ状態になり、春になると軽快する、あるいは軽躁状態になるタイプのうつ病です。

症状の特徴としては冬眠症状とよばれる過眠・過食の症状があります。過眠・過食は先ほどの非定型うつ病の特徴でもありますが、非定型うつ病で見られる過食（むちゃ食いなど）とは異なり、季節性うつ病の過食は、甘い物が欲しくなってしまう、「炭水化物飢餓」とよばれるものです。季節性うつ病は、緯度が高く冬になると非常に日照時間が減少する地方に多くみられます。たとえばアメリカの研究では、フロリダと比べるとニューヨークでは罹患率が一桁高かったそうで、これは冬眠の名残のような性質のうつ病であると考えることができるとされています。

このうつ病は、秋口から朝二時間、たとえば六時から八時に、光療法というものを行うと予防することができます。また冬に、もううつ病になってしまった後でも、この光療法で治療することができます。光療法を行う光療法装置は医療用品としては売られていませんが、健康器具のようなかたちで販売され使われています。光療法が有効な場合には、抗うつ薬を使う必要はありません。しかし季節性でも光療法が有効でない場合もあり、そうした場合には他のうつ病と同様に薬物療法を行います。

混合性

これは、DSM－Ⅳまでは存在せず、DSM－5で新たにできたものです。

DSM－Ⅳでは、躁病エピソードとうつ病エピソードの両方の基準を満たす場合を混合性エピソードとよび、このエピソードが見られれば双極性障害と診断することになっていましたが、実際には、この基準は非常に厳しいため、満たす患者さんはほとんどいませんでした。しかしながら、混合性エピソードの基準を満たさず、診断の上ではうつ病であっても、躁病症状の一部を伴

表7　混合性の特徴の診断基準の概略

A.　以下のうち3つ以上の躁／軽躁症状がほとんど毎日存在。
1．高揚気分
2．誇大性
3．多弁
4．観念奔逸（いくつもの考えが競い合っている感覚）
5．活力の増加または目的志向性の活動の増加
6．まずい結果になる可能性が高い活動に熱中する
7．睡眠欲求の減少
B.　これらの症状は他者に観察可能でその人のいつもの行動から変化している
C.　躁病または軽躁病の基準を満たす場合には双極Ⅰ型またはⅡ型障害と診断する
D.　混合性の症状は物質の身体的影響によるものではない

注：大うつ病エピソードに伴う混合性の特徴は双極性障害への発展の危険因子であり、その存在に気付くことは治療計画や治療反応のモニタリングに有用である。

う場合には、その後双極性障害の経過をたどる場合が多いことがわかってきました。そこで、DSM－5からは、大うつ病エピソードの基準を満たし、三つ以上の躁症状（ただし、集中力の低下のように、両者で見られる項目は除く）が見られる場合に、大うつ病エピソード、混合性の特徴を伴うもの、と診断することになりました。

このタイプのうつ病は、その後、躁病または軽躁病エピソードが現れて、双極性障害へと診断が変更される可能性が高いと考えられますので、抗うつ薬の選び方に注意し、気分安定薬などを用いた双極性障害としての治療に移行する可能性を念頭に置く必要があると考えられます。

不安による苦痛を伴うもの

これも、DSM－5で新たにできたものです。

DSM－Ⅳができて以来、うつ病と不安障害（パニ

表８　不安による苦痛を伴うものの基準の概略

以下の症状のうつ２つ以上がうつ病エピソード中多くの期間で存在
1．緊張する感覚
2．ひどく落ち着かない感覚
3．心配で集中することが難しい
4．何か悪いことが起こるという恐怖
5．コントロールを失うかも知れないという感覚
（軽症：２個、中等症：３個、中等症～重症：4～5個、重症4～5個、運動性の焦燥を伴う）

ック障害、全般性不安障害など）を伴う場合は、重症で、自殺の危険が高く、治りにくく、再発しやすい、といった特徴があることが指摘されてきました。こうした研究の蓄積を元に、不安を伴ううつ病を特徴的な一群として特に取り上げることになったと思われます。

不安を伴ううつ病では、不安障害の併存に注意し、そちらの治療にも目を配ることが必要となります。治療法を選ぶ際には、不安障害にも有効な抗うつ薬を選択すると良いと考えられます。

コラム②ディメンション診断

ＤＳＭ－５への改訂作業の折には、うつ病とか不安障害というカテゴリーに分けることにはもはや意味がなく、各々の症状の程度を評価して、それを併記すれば良いではないか、というラジカルな意見も提案されました。これをディメンション診断と言います（おそらく、診断基準を作る人たちが、何かそれまでにない新しいことをやってみたかったのでしょう）。

しかし、せっかく精神医学が進歩したのに、これまでの診断分類を捨て去って、症状の評価だけに戻ってしまうような方法は、あまり支持されませんでした。この「不安による苦痛を伴うもの」という項目が軽症〜重症まで、妙に細かく分類されているのは、このディメンション診断の名残と思われます。

精神病性

うつ病の中で最も重症なものは、精神病性のうつ病です。

最近精神疾患を指して精神病という言葉を使うことは少なくなりました。「あの人は精神病だ」という言い方には、偏見のようなものがしみついてしまっているからです。

ところが、形容詞としての「精神病性」という使い方は、現在でも精神医学の中で広く使われています。「精神病性」とは、現実の認識がうまくできなくなってきている状態を表します。具体的には妄想や幻覚などによって、現実の認識がゆがめられてしまっている状態を精神病性と言っています。

妄想や幻聴は統合失調症にみられる症状と思われる方が多いでしょうが、重症のうつ病にも現れる場合があります。そういううつ病を精神病性うつ病と分類します。

精神病性うつ病は、「気分に調和した精神病性の特徴をもつもの」と、「気分に調和しない精神病性の特徴をもつもの」の二種類に分けられます。

気分に調和した精神病性うつ病の症状とは、うつ病的な症状が発展して幻聴や妄想にまで至ってしまったような状態を言います。そのようなケースに多くみられる妄想としては、罪業妄想、貧困妄想、心気妄想があります。

罪業妄想というのはうつ病の症状の一つである罪責感が極度になってしまったものです。罪責感と言えるレベルでは、自分は悪いことをしたのではないか、人に迷惑をかけているのではないかと気にかける程度なのですが、これが発展して罪業妄想にまでなると、誰かに大変な損害を与えてしまったので自分は罰せられなければならない、もう警察に捕まって死刑になる、などと信じてしまったりします。

貧困妄想は、なんの根拠もないのに「破産してお金がなくなった、無一文なのに借金取りがそこに来ている」などと確信してしまうものです。

心気妄想は、やはりなんの根拠もないのに「不治の病にかかってしまった」などと信じてしまうものです。

このように気分に調和した精神病性うつ病の特徴は、基本的にはもとのうつ病の症状が発展したもので、普通のうつ病と同じ性質のものですから、多くの場合抗精神病薬を使わず、抗うつ薬だけで治療します。

一方「気分に調和しない精神病性うつ病」の特徴は、統合失調症の妄想・幻聴とよく似ています。

統合失調症の妄想・幻聴は、自分の考えが周囲に伝わってしまう、テレビや新聞が自分のことを言っているといった、自分と他との境界がわからなくなってしまうために生じるものが多くみられます。

気分に調和しない精神病性うつ病も、これと同じように、テレビで言っていることが自分のことだと信じてしまったりします。このようにうつ病的な症状とは直接関係ない内容の妄想や幻聴がみられる場合は、気分に調和しない精神病性うつ病と分類されます。統合失調症との区別は、かなりむずかしいと言えるでしょう。

精神病性の特徴を伴ううつ病は、妄想にとらわれて現実がわからなくなってしまっており、自殺の恐れも高いため、しばしば入院が必要になります。治療には、多くの場合、抗うつ薬に加え、抗精神病薬を使う必要があります。

緊張病性

これは、精神病症状を伴ううつ病などで時にみられます。

緊張病症状とは、昏迷（全くしゃべらず、周囲の声かけにも反応しない状態）やカタレプシー（他者に身体を動かされると、そのままの姿勢で居続けるという症状）、反響言語（言われたことをそのままオウム返しにする）、反響動作（相手と同じ動作をする）といった一見非常に奇妙な症状です。

こうした症状は緊張型の統合失調症でもみられるもので、統合失調症と誤診されやすい状態といえます。しかしながら、緊張病症状を呈した患者さんの経過を長期的に観察したところ、統合失調症よりもむしろうつ病または双極性障害の経過をたどることの方が多いと言われており、診断に際しては注意が必要といえます。

治療の上では、身体的問題に注意し、必要に応じて点滴などを行うとともに、ベンゾジアゼピン系抗不安薬やＥＣＴ（電気けいれん療法）による治療を行います。

軽症

大うつ病性障害の診断基準をぎりぎり満たすという場合が、軽症に該当します。最近はこの軽症のうつ病も増えつつあると考えられています。

抗うつ薬の必要性がはっきりしているのは、基本的に中等症以上の重いうつ病です。軽症のうつ病の場合は、抗うつ薬を使わなくても、良くなる場合も多いのです。

抗うつ薬に何の副作用もなければ、とりあえず飲んでおくか、ということでもよいのかもしれませんが、抗うつ薬にはさまざまな副作用があるので、飲まないで済むなら飲まないに越したことはありません。風邪薬などの場合は、念のため飲むという程度の気持ちで、薬局で売られている薬を服用する方もいらっしゃるかもしれませんが、抗うつ薬はそういうわけにはいきません。抗うつ薬が薬局で市販されていないのは、風邪薬ほど安全とは言えないからなのです。

したがって、軽症のうつ病に対しては、統一され、画一化された治療法というものはありません。患者さん一人一人に応じて、どのような治療が良いのか、考える必要があります。まずは何よりも、その患者さんのうつ病の発症にどのような要因が関係しているのかをよく考察して理解を深めることが大切となります。患者さんの訴えをよく聴いて、それに共感し、問題点を整理し、必要な日常生活上の指示を行うといった対応によって、改善する場合も多いのです。

ただし、一見、ストレスに対する反応に見えても、中等症以上のうつ病と変わらないような脳の病態によっておきている場合もあると考えられますので、軽症のうつ病では、精神療法を中心に据えながらも、必要があれば時機を逸せずに薬物療法を行うことも大切です。

このように、軽症うつ病では、治療法が画一化されていないとはいえ、精神療法と薬物療法を組み合わせることによって、改善が期待できます。

周産期の発症

ＤＳＭ‐Ⅳまでは、出産後にうつ病になった人の診断には「産後の発症」という用語が用いられていました。しかし実際には出産前から発症が増えることから、ＤＳＭ‐５では、「周産期の発症」という特定用語が用いられることになりました。

以前は出産前後のうつ病ならば、ホルモンの変化による特別なうつ病であろう、という考えが主流でした。しかし出産前後にうつ病を発症した人をよく調べてみると、それまでにうつ病の既往があったり、その後双極性障害に発展したりする人が多くみられることがわかってきました。そのため現在では、原因の上では、他のうつ病と大きな違いはないのではないか、という意見が優勢になってきています。

とはいえ出産後に母親がうつ病になった場合、生まれた子どもや配偶者への影響が大きく、また子どもの行動的問題の危険因子になると言われています。さらに抗うつ薬が母乳に移行しやすいという問題もあります。そして最悪の場合には、嬰児殺しや母子心中に発展してしまうリスクもあるなど、検討すべき課題が多いことから、臨床的には特別な注意が必要なうつ病であると言えます。

出産前後のうつ病における治療法の選択は、基本的に出産前後以外のうつ病と大差ありませんが、薬の胎児への影響、母乳への移行などに注意する必要があります。最近では、ＳＳＲＩ（選択的セロトニン再取り込み阻害薬〈抗うつ薬の一種〉）が胎児に対して悪影響を与える可能性も指摘されており、比較的安全とされているマプロチン（商品名：ルジオミール）などを使うという選択肢もあるでしょう。薬が使いにくく、なおかつ重症の場合は、電気けいれん療法も適応になります。電気けいれん療法は、妊婦でも安全に行えるとされています。

なお、出産前後には、数日の間、涙もろくなってしまうといったマタニティーブルーもよく見られます。これは、正常範囲の反応であり、治療しなくても自然に軽快するので、心理的にサポートしながら、回復を待てばよいものです。生まれた子どもがかわいく思えない、と感じたりすることは、どんな母親にでも一時的に見られるものですので、それによって自分を責める必要はありません。とはいえ単なるマタニティーブルーなのか、それとも大うつ病性障害の基準を満たすほど長期間続き、重症なものなのか、という判断は重要となります。

出産前後にうつ病にかかった場合、うつ病の性質自体は他のうつ病と変わらないと考えて良いのですが、その治療が子どもに与える影響などの考慮すべき要因が多く、精神科、産婦人科、小児科などが連携して対処する必要がありますので、こうした連携体制のある総合病院での治療が望ましいといえます。お母さんがうつ病にかかっている間、生まれた子どもをどのようにケアするか、預かってくれるところがあるのか、といった支援体制は、地域によっても異なり、ケースバイケースと言わざるをえません。こうした対応については、ソーシャルワーカー（精神保健福祉士など）に相談すると良いでしょう。

DSM分類に載っていないけれども注意すべきタイプのうつ病

DSMは改訂を前提に作られているものです。先ほどの「産後の発症」が「周産期の発症」に変更されたように、研究が進んで「この病気は、以前はこのように考えていたが、これからはこういうふうに分類した方がよいだろう」と意見がまとまったものは、どんどん変更されていくことになっています。

今回のDSM‐5の改訂は、実は一九年ぶりでした。その一九年の間に研究が進み、新しい分類として載りそうだと思われていた項目がいくつかありましたが、今回は載らなかったものもあります。これらについても説明しておきましょう。

〝血管性うつ病〟

ＤＳＭ‐Ⅳの発行後、多くの論文が発表され、かなりデータがそろったので、最新のＤＳＭ‐５には入るのではないかと予想していたのですが、結局ＤＳＭ‐５に加わることはなかった診断名です。

脳卒中発作がおこった後にうつ病になり、その人に脳梗塞が見つかれば、それは大うつ病性障害ではなく、「脳卒中後うつ病」という一般身体疾患に伴ううつ病と診断されます。

ＭＲＩが今ほど広く使われていなかった時は、脳卒中の既往歴があるかどうかで、「脳梗塞によるうつ病」（＝身体的要因からおこったうつ状態）か、うつ病（＝精神疾患のうつ状態）かを区別していました。

一九八〇年代ごろから、ＭＲＩが広く使われるようになってきました。すると脳卒中を経験したことのない中高年のうつ病患者にも、しばしば脳梗塞の痕が見つかる場合が出てきました。こうした場合、「これはうつ病ではなく、脳梗塞によるうつ状態だ」と診断をやり直していました。しかしＭＲＩがさらに普及するにつれて、健康な人でもある程度の年齢になると、軽い脳梗塞の痕が見つかる場合が多いこともわかってきました。すると脳梗塞とうつ病に因果関係があるのかどうか、はっきりしなくなってきます。

そこで一九九〇年代、中高年でうつ状態の人のＭＲＩを撮る研究が行われました。その結果、六五歳以上で初めてうつ病を発症した人は、もっと若いころにうつ病になった人に比べて、明らかに脳梗塞の痕が多いということがわかりました。これは、同じ年齢の健常者の人に比べても、明らかに多い頻度でした。

つまり脳梗塞の痕があることと、うつ病を発症したことの間には、やはり対応関係がある、と考えられたのです。そして、このような脳梗塞がある六五歳以上で初めてうつ病になった人は、軽い認知機能障害、すなわち軽い物忘れを伴うことが多いということがわかりました。また、こうした患者さんは回復がやや遅く、中でも特に精神運動制止（動作がゆっくりになってしまう）という症状が治りにくい、ということもわかりました。つまりこのタイプのうつ病の人の動きがゆっくりになってしまうのは、普通のうつ病で見られる「精神運動制止」と同じような症状ではありますが、実は脳梗塞によっておきている部分もあると考えられます。

その他にも抗うつ薬の副作用が出やすいこと等、経過や症状に特徴がみられるので、初めてのうつ病で脳梗塞の痕がある人は、うつ病の中でも一つのグループとして位置づけることになるだろうと考えられていたのです。

しかし、ＤＳＭ－５には、「うつ病、血管性の特徴を伴うもの」というような分類は作られませんでした。ＤＳＭ－５の気分障害セクション改訂の関係者に伺ったところ、そうした場合は、脳梗塞に伴ううつ病という診断でよいのではないか、とのことでした。ということで〝血管性うつ病〟とよばれてきた病態は、ＤＳＭ－５では、「脳梗塞によるうつ病」と診断することになりそうです。

いずれにせよ、脳梗塞を伴ううつ病には明確な臨床的特徴があるので、高齢で初めてうつ病を発症した場合には、ＭＲＩを行った方が良いと思われます。

そしてもし脳梗塞が見つかった場合は、通常よりも副作用に注意して抗うつ薬を使う必要があります。また抗うつ薬の効果は限定的である可能性も考えなければなりません。すなわち動作がゆっくりになるような、一見うつ病の症状にみえる症状は、実は脳梗塞の症状で、抗うつ薬が有効ではない可能性があると考え、とにかく完全に治るまで抗うつ薬を増やす、というよりも、ある程度のところまで抗うつ薬で治療して、その後はリハビリテーションを併用する、といった対応が良いと考えられます。

〝双極スペクトラム〟

もう一つ、ＤＳＭ－５に加えられるだろうと想像されていたのに、結局加えられなかったのが、〝双極スペクトラム〟です。

大うつ病性障害を診断していく上で、薬剤性のうつ病、器質性（脳梗塞など）のうつ病などを鑑別していき、最後に双極性障害を検討しなければならないと「双極性障害との鑑別」の項で述べました。双極性障害の診断の手がかりは、患者さんから躁状態、あるいは軽躁状態があったかどうかを聞いて確認するしかありません。

しかし、うつと躁（軽躁）のサイクルが、必ず躁（軽躁）から始まるとはかぎりません。双極性障害の初めての症状が、うつ病から始まる場合もあるわけです。むしろ双極性障害の人の半分以上の方が、最初はうつ状態から始まっているのですが、現段階ではそういう人は、大うつ病性障害と診断されるしかなく、のちに躁状態や軽躁状態が現れた時に、双極性障害と診断を変更することになります。

つまり大うつ病性障害と診断された人の中には、一定程度、双極性障害の人が入っているのです。精神医学研究者の間では、このように将来双極性障害になりそうな人を事前に察知して、それに適した治療をすることが提案されていました。

のちに双極性障害となる可能性が高い人の特徴としては、抗うつ薬誘発性の（軽）躁状態（抗うつ薬を飲むことによって軽躁状態になってしまうこと）、家族に双極性障害の人がいること、二五歳未満で発症していること、うつ状態に妄想や幻聴などの精神病症状を伴っていることなどがあります。このような特徴がいくつも当てはまるうつ状態の人は、双極性障害の可能性が高まってきます。それからうつ状態をくり返していることや、うつ状態なのに躁状態的な症状が混じっていること、抗うつ薬が効かないということ、非定型うつ病の特徴も、場合によっては双極性障害の可能性が高まります。

こういう人たちはＤＳＭの改訂を待たず、すでに双極スペクトラムとよばれていたのですが、ＤＳＭ－５の双極性障害の項目では、「抗うつ薬により誘発された（軽）躁状態であっても、それが薬の薬理作用を超えて続くようであれば、それは双極性障害と診断すべし」という注釈だけが付け加えられました。また、うつ病の特定用語の中に、混合性が加えられ、うつ状態にもかかわらず躁状態の症状の一部をもっている場合には、双極性障害に進展する可能性があるので、治療計画や治療反応を見守っていく際に注意が必要であることが明記されました。

その他の項目については、これらの特徴をもってしても、双極性障害を予測することは難しく証拠不十分であるとされ、双極スペクトラムという診断名がＤＳＭ－５に加えられることはありませんでした。ですからこうした特徴を多くもっている人でも、いま現在の最新の診断基準の上では、まだ大うつ病性障害とするしかありません。

ただし診断が「大うつ病性障害」であっても、今述べた特徴を多くもっている患者さんは、経過中に診断が双極性障害に変更される可能性が高いということは間違いないので、その可能性を考慮しつつ診断、治療していく必要はあるといえるでしょう。場合によっては診断が「大うつ病性障害」であっても、双極性障害の治療をするという選択肢もあり得るかもしれません。

“認知症前駆うつ病（あるいはアミロイドうつ病）”

次の改訂では載りそうだと思われるものについても、述べておきましょう。

それは、認知症の前駆状態としてのうつ病です。

認知症の方の過去の病歴を伺うと、認知症になる前にうつ病と診断されていた人が多く見られます。ですから現在、「大うつ病性障害」と診断されている患者さんの中に、認知症の前駆状態でうつ状態となっている人が含まれていることは間違いありません。

しかし後に認知症になってからであれば、あの時のうつは認知症前駆うつ病だったと言うことができますが、うつ状態で受診した時点では、未来のことはわからないので、「大うつ病性障害」と診断するのが正しいことになります。

今のところ、初めてうつ病になった時、それが認知症の前段階としてのうつ状態なのか、それともうつ病のうつ状態なのか、診断する手だてはありません。そのため、ＤＳＭ－５に〝認知症前駆うつ病〟という診断基準はありません。

けれども、現在の診断基準でうつ病と診断している人の中に、将来認知症になる人が入っているということを念頭において、診断、治療していく必要はあるでしょう。

認知症は、軽度認知障害、すなわち軽い物忘れ程度の症状から始まることが多いのですが、その時にうつ状態を伴っている人は、そうでない人に比べて、認知症へ移行するケースが、より多いと言われています。すなわち認知症は、うつ病と物忘れという症状から始まる場合が多いと考えられるのです。ですから「大うつ病性障害」と「軽度認知障害」の症状がいっしょにある場合には、認知症の前駆状態である可能性が高いといえるでしょう。

現在、研究のレベルでは、アルツハイマー型認知症の診断方法が実現しています。アルツハイマー型認知症では、本格的な症状が現れる前に、原因物質であるβアミロイドという物質が脳にたまり始めます。これを調べることによって、アルツハイマー病を初期の段階で発見することはすでに可能で、近い将来実用化されると思われます。また、脳でアミロイドβ42という物質がたまった結果、この物質の量が脳脊髄液（脳と脊髄の周りにある液体で、背中の脊椎に針を刺して採取して検査に用いられます）で低下することを利用して、これを調べる検査法も、実用化が近づいています。現在、アルツハイマー病の根本的な治療薬の臨床試験は、さかんに行われており、いったん認知症になってから治す薬は未だ見つかっていませんが、アルツハイマー病への進展を予防する薬ができる可能性は高いと考えられ、すでに臨床試験が始まっています。

その薬ができたら、中高年でうつ病と診断された人は、脳内のβアミロイドを調べる検査を行い、アルツハイマー病の初期状態の人を鑑別し、その時点からアルツハイマー病の予防療法を始めることができるわけです。その時は「アミロイドうつ病」といった診断基準を作る必要があると思われます。なぜならその予防療法によって認知症にならずに済むようになれば、もはや「認知症前駆うつ病」という名前も適当ではなくなるからです。

しかし現段階では、このように早期に認知症を診断することはできませんし、アルツハイマー病への進展を予防する薬があるわけでもないので、アルツハイマー病の薬（ドネペジル、ガランタミンなど）を飲み始めるのは、認知症症状が明らかになってからとなります。これらによって認知症の進行を遅らせる効果は期待できますが、うつ病そのものに対する効果は乏しいようです。ですから抗うつ薬を使いつつ、認知症の症状が明らかになったらアルツハイマー病の薬を併用し、最終的には認知症としての治療に移行することになります。

ただし繰り返しになりますが、現状では、認知症前駆うつ病という正確な診断はできません。逆に重症のうつ病によって、仮性認知症という、認知症によく似た病像を示す場合もありますので、認知症という確実な診断がなされない限り、うつ病としての治療をしっかり行うことが必要です。

ところで認知症の中で、最もうつ病を伴いやすいのは、アルツハイマー病ではなくレビー小体型認知症とよばれるタイプです。これは、βアミロイドではなく、別の物質（レビー小体）が脳にたまっておきる認知症です。アルツハイマー病でうつ病を伴う率は一〇〜二〇パーセントと言われているのに対して、レビー小体型認知症では、五〇パーセント前後と言われています。

レビー小体型認知症の特徴は、幻視が見られる場合があることです。幻覚があるという点では前述の「精神病症状を伴ううつ病」と似ているようですが、精神病性症状を伴ううつ病は、幻聴はしばしば見られますが、ありありとした幻視が見えるということはめったにありません。ですからこうした幻覚の種類は診断の参考になります。

また、意識のレベルが変動しやすく、軽い認知症のような症状が良くなったり悪くなったりするというのも特徴です。さらに、夜、寝ている時に、悪夢を伴って大声を上げたり、激しい身体の動きのある症状（レム睡眠行動障害と言われます）がみられます。パーキンソン症状（動作が緩慢になる、すくみ足、手のふるえなど）もしばしば見られます。

「精神病症状を伴ううつ病」であれば、抗うつ薬に抗精神病薬を追加するのが普通ですが、レビー小体型認知症の場合は、幻覚があるからといって抗精神病薬を使うと、効果が見られるどころかパーキンソン症状の副作用が強く出てしまいますので、抗精神病薬は使うべきではないとされています。保険適用はありませんが、アルツハイマー病の薬であるアリセプトが有効と言われています。

うつ病分類の現状

これまでうつ病の中にもいろいろな種類があることを述べてきました。

しかしすでにうつ病と診断され治療を受けている人の中には、「私はうつ病と診断されているけれども、「うつ病です」と言われただけで、どんな種類のうつ病か言われたことがない」と言う方も多いと思います。

実は、後半の、ＤＳＭには採用されていない〝血管性うつ病〟、〝認知症前駆うつ病〟、〝双極スペクトラム〟はもちろん、すでにＤＳＭに載っているメランコリー型、非定型という分類さえ、実際の臨床にはあまり使われていません。

これは臨床に限りません。研究も、大うつ病性障害というざっくりとした患者群を対象として行われている場合が多いのです。研究ですらそうなのですから、普通の病院やクリニックの日常の臨床で、大うつ病性障害をさらに分類するということは、実際にはあまり行われていません。

うつ病にさまざまな原因によるものが含まれていることが明らかであるのなら、なぜもっとしっかり分類しないのでしょうか。

これは医師が手を抜いているからではありません。実はDSMに基づいて大うつ病性障害を細かく分類してみても、それが医師どうしでなかなか一致しないからなのです。つまり、DSMにおけるうつ病分類は、現場の医師が使えるレベルには達していないのです。

ただし、そういうことではあっても、これらの分類が存在することは、患者さんのためにも有益であると思います。大うつ病性障害と診断した後、さまざまな可能性を一切考えず、漠然と抗うつ薬を出し続けているような治療をするより、この患者さんはこういうタイプのうつ状態ではなかろうか、と考えてそれに基づいた治療を進め、うまくいかなければ、ではこういう考え方もあるのではないかと治療を修正する。そうした中で正しい診断、適切な治療に結びつけていくことができるのではないかと思いますし、多くの先生方は、そのようになさっているのではないかと思います。

コラム③ DSMに関する議論

DSMに関してはいろいろな議論があり、お膝元アメリカの国立衛生研究所（NIH）の中にある国立精神衛生研究所（NIMH）の所長のインセル先生の「DSM-5には妥当性がなく、これには満足していない。症状ではなく、生物学的な研究の成果を元に疾患を分類すべきだ。今後、研究費の申請には、独自の診断基準（RDoC＝リサーチドメインクライテリア）を使ってもらう」という宣言は、物議を醸しました。

それに対して、DSM－5への改訂の責任者であるクップファー先生は「そんなことを言っても、今すぐに使えるような生物学的な検査法はないではないか」と反論されました。

お二人の考えともに本当におっしゃる通りなのです。今後さらに生物学的な研究を進め、精神症状によってではなく、脳の病態によって精神疾患の分類をやり直す、ということを目指さなければならないのは間違いありません。

しかし、現状では、十分にデータがそろっていません。そのような状況で研究を進めていかなくてはならないのです。これが以前のように病名さえ医師によってバラバラな状況に戻ってしまっては、研究も進めようがありません。DSMは、本来そういう状況を整理して、研究を進めるために作られたものです。病気の原因を解明する研究を進めつつ、同時に原因がわからないままに診療も行っていかなければいけない今の段階では、DSMを使った診断は、最善ではないにしても、次善の策であると言ってもよいと思います。

コラム④ DSM－5のうつ病と双極性障害に関する主な変更点

本来DSMはいろいろな研究が進んだらそのデータを取り入れて少しずつ改訂していくことを前提に作られているものなのですが、ⅣからＳの間が一九年も空いてしまいました。これにはいろいろな事情があったと思います。その間に蓄積されたさまざまな研究の成果が5の中に取り入れられ変更がなされました。

そのうちのいくつかを本文で述べましたが、その他の大きな変更点として、うつ病と双極性障害は、もともとは気分障害という一つのカテゴリーに入っていたのですが、そのカテゴリーがなくなりました。

この一九年の間、研究が進められた結果、ゲノム解析研究では、双極性障害と統合失調症には重なる部分があること、脳画像研究等でも統合失調症と双極性障害には近い部分もあるという報告がなされました。このように、双極性障害は、症状面ではうつ病と重なりがある一方で、脳画像やゲノムなどの生物学指標においては統合失調症との重なりがあるデータが示される場合が多いので、双極性障害とうつ病は別と位置づけられたというわけです。

また双極性障害に関しての大きな変更はＤＭＤＤ（Disruptive Mood Dysregulation Disorder）という新しい項目ができたことです。アメリカでは双極性障害の診断基準ができた後、「子どもにも双極性障害がある（本当はめったにあるものではありません）、しかし子どもの場合の躁状態はそんなに長くは続かず、一日の間でも気分が上がったり下がったりする」ということが盛んに〝啓発〟されました。それによってＤＳＭの基準を満たさない子どもたちが、小児双極性障害というレッテルを貼られ、抗精神病薬によって治療されるという事態がおきました。結果として双極性障害と診断される子どもたちは一〇年間で四〇倍にまでなってしまいました。

そこには製薬会社の思惑も入った「疾患喧伝」とよばれる現象があったと考えられます。

ＤＳＭでは、こういった状況に対応するため、まず躁状態の診断基準に、「一日中、毎日続くもの」という一文を付け加えました。こんなことは当然わかっていたことではあるのですが、この隙をついて「小児双極性障害」の診断が拡大してしまったからです。また躁状態では、気分に加えて活力が増える、ということも新たに記載されました。これも安易な診断を避けるための追加のようです。

そして、ふだんは不機嫌で癇癪発作が突然おきるような子どもは、それまでは双極性障害と診断されがちでしたが、DMDDという別のカテゴリーであるとしました。

その他、双極性障害には混合状態とされるものがあるのですが、DSM－Ⅳの〝混合性エピソード〟の基準は〝すべての躁病の基準とうつ病の基準を満たす〟という非常に厳しいものであったため、ほとんど診断される人はいませんでした。

そこでDSM－5では〝混合性エピソード〟という分類をなくし、その厳し過ぎる基準を少し緩和して、反対の状態の症状が数項目あれば、〝躁病エピソードで混合性の特徴を伴うもの〟、あるいは〝大うつ病エピソードで混合性の特徴を伴うもの〟という言い方をすることになりました。

こうした混合性の特徴をもつ場合には、双極性障害の治療薬であるリチウムが効かない、自殺のリスクがある、といった特徴があることから、臨床判断にも参考になると思われます。

それから現在うつ病と診断している人の中には、双極性障害予備群（双極スペクトラム）の人がいるということを認識した上で対処をしなければいけません。ではどういう人が双極性障害になるリスクをもっているのかということですが、今回のDSM－5に取り入れられたものは、前述の通り、抗うつ薬により誘発された躁や軽躁状態です。実はDSM－Ⅳではこのような人は、物質誘発性気分障害という双極性障害とは別の診断でした。しかし今回から、抗うつ薬で誘発された躁や軽躁状態でも、薬の効果をこえて続くのであれば、双極性障害と診断してよいと明記されました。また、大うつ病性障害であっても、一部に多弁であるとか落ち着きがない等、躁的な混合性の特徴を伴う場合には、双極性障害に発展する可能性があるので注意が必要である、ということも明記されました。

また、「不安による苦痛を伴うもの」という特定用語（下位分類のようなもの）を書くことができるようになりました。たとえば双極性障害で言いますと、病相期に不安を伴う場合には、治療反応がよくないとか自殺の危険が高く臨床的に注意を要するということがあります。これまでは、こうした場合、「双極性障害と不安障害が併存している」と捉えていましたが、不安症状を含めて、双極性障害の中の特別な注意を要する一群であるとして治療しましょう、ということで、このように記載することになったのです。

うつ病の診断基準は、全体としてはあまり大きな変更はありませんが、前述の通り、一つ変更点として、これまでは、身近な人が亡くなったあと一カ月間は大うつ病と診断しないという基準があったのですが、それに対して、「そのような期間であってもうつ病を見逃してはならない」という一言が付け加えられました。

4　うつ病の治療

うつ病の治療ガイドライン

これまで診断について述べてきましたが、ここからは治療について説明していきましょう。現在の標準的なうつ病治療と言うことができる、二〇一二年に作られた日本うつ病学会の治療ガイドラインの流れに沿って解説していきたいと思います。

一九九〇年代、厚生省研究班が、うつ病治療の手順を明確化して一枚の表にした、治療アルゴリズムというものを作りました。このアルゴリズムには、診断したらまずこれをして、次にこれをして、ということが非常にわかりやすくまとまっていました（これは二〇〇三年に改訂されましたが、その後も多くの新薬が登場したので、現在ではこのアルゴリズムは、治療の指針にはなりません）。

なぜこうしたガイドラインやアルゴリズムができたのかと言いますと、すでに何度か述べてきましたが、それまでの精神科医療では、医師によって診断も診断名も、治療のやり方も違っており、患者さんにとってはよい状況とは言えませんでした。この状況を整理するために、DSMが導入されたわけです。そしてその結果、診断名や診断の手順などは少しずつ標準化されていきました。

しかしDSMは診断基準ですので治療のやり方までは載っていません。ですから診断名は整理されても、治療のやり方に関しては、まだばらばらな状況が続いていました。そこで診断だけでなく、治療のやり方も整理していこうということで、さまざまなうつ病治療のガイドラインやアルゴリズムが作られるようになったのです。

これらのガイドラインやアルゴリズムによって、日本のうつ病治療は整理され、治療の実績が上がったという報告もあります。

しかし今度は「いまのうつ病診療は、あまりにも画一的過ぎる。何も考えずマニュアルに頼って診療をしているからではないか」という声も聞かれるようになってきました。その他にも精神科医療においては短すぎる診察時間、多剤処方問題、「とりあえず抗うつ薬」問題（＝どの医師も「とりあえず薬を飲んでみましょう」と言って抗うつ薬を出す、その薬によってかえって病状が悪化しているのではないか）、うつ病による休職者の増加等、さまざまな問題が次々とクローズアップされました。さらにその後の「新型うつ問題」が社会に与えた影響は非常に大きなものでした。

このようなうつ病の社会問題化、またうつ病治療に関するニーズの社会的な高まりを受け、二〇一二年、日本うつ病学会が大うつ病性障害の新しい治療ガイドラインを作ったのです。

日本うつ病学会が作ったこのガイドラインは教科書のようなもので、六一ページもあります。今回も、もっとコンパクトな治療アルゴリズムを作ろうと思えば作ることができたと思いますが、「とりあえずこれだけやっておけばいい便利なマニュアル」ととらえられてしまうことが懸念されるため、あえて載せませんでした。

このガイドラインの中には、診断の仕方から治療計画、精神療法、薬物療法まで、すべてのことが懇切丁寧に書いてあります。

しかしこのガイドライン通りの治療が即実現できるかと言うと、それはなかなか厳しいものがあると思います。六一ページあることからも明らかなように、ここに書いてあることすべて行おうとすると、非常に時間がかかるのです。初診なら軽く一時間半以上はかかるでしょう。これは今の医療システムでは到底対応できません（このことについては、「ガイドラインの理想と現実」の章で詳しく述べたいと思います）。

ですからこのガイドラインに示されているのは、理想の診療であるととらえた方がよいと思います。実際の臨床場面では、ここに示されているものの中から、最低限必要だと思うことをピックアップして診療を行うことになるでしょう。

診断から治療計画の策定

それでは、うつ病ガイドラインの構成に沿って、うつ病の治療の進め方をみていきましょう。最初は治療計画の策定です。治療の計画を決めるには、どのような患者さんなのかということをしっかり把握しなければなりません。

まずは、身体の病気によるうつ病を除外するために、問診を行った上で、必要に応じて身体の所見をとり、むくんでいないか、首が腫れていないかなどをみます。これによって、身体の病気（たとえば甲状腺機能低下症など）によるうつ状態ではないかどうかをみます。

それから既往歴、家族歴をよく聞きます。ご家族の中に同じような病気の方がいないかどうか、特に双極性障害の方がいらっしゃるかどうかは、うつ病と双極性障害、双極スペクトラムを見分ける上で大変重要な情報です。

次に生活歴、すなわち、どこで生まれてどんな学校生活を送ってきたかといったようなこと、それから発達歴として、首がすわった時期、歩き始めた時期、言葉が出た時期などが遅くなかったかなどを確認します。

背景に自閉症スペクトラム障害（特徴的な対人関係の発達様式を示し、成人後も友人関係を結ぶことが難しいといった対人関係の困難を伴う発達障害）があり、その結果としてうつ病を発症している場合もあります。そのため、そういうことが疑われる時は、特に自閉症スペクトラムを念頭に置いて発達歴を聞く必要が出てきます。その場合は、その特徴がよく現れる幼児期のことを確認します。たとえば、一歳半のころに、指さしをするようになったかとか、三〜五歳ごろは他の友達と遊べたかとか、オウムがえしなどの特徴的な症状はなかったか等です。こうした点の確認には、母子手帳があると参考になります。

うつ病の誘因には、性格と生活上の出来事（ライフイベント）との相互作用も関係しています。たとえば責任感の強い人であれば、昇進のような喜ばしいことが、かえって強いストレスになってしまいます。もともとはどういう性格の方なのか把握できていなければ、直近の出来事の話を聞いても、それがその方にとってどのような意味をもつものだったのか理解することはできません。ですから性格にどのような特徴があるのか、たとえば几帳面で人に気を使うとか、不安定で神経質であるとか、自己愛的であるといった特徴をつかみ、その特徴が非常に偏っているかどうかを確認します。

それから、うつ病になるまでの間にどのような適応状態だったのかも確認します。適応状態というのは学校や職場などでうまくやっていけていたのかということで、こういう情報も診断の参考になります。

軽度の知的障害によって、社会適応が難しくなり、それがうつ病の引き金になる場合もありますので、学業成績などについての情報も参考にします。

転職の経緯に関する話は、パーソナリティーの把握や、躁状態の既往に気付くことに役立つ場合があります。

それからストレスについて聞きます。その際、愛する人と死別した後、一、二カ月落ち込むというのは誰でもあることなので、そういうストレスをきっかけとして軽いうつ状態になっており、自然な回復が見込める人は、うつ病から除外します。

次に最近の睡眠の状態を聞きます。これは診断上非常に重要な情報です。眠れないのか、寝付きが悪いのか、それとも朝早く目が醒めてしまうのか、あるいは逆に寝過ぎてしまうのか、そういうことを調べていきます。

女性の患者さんの場合は、薬を使用するにあたって、妊娠しているかどうかは非常に重要なことなので、それも確認しますし、また月経に伴って気分症状が出ているような場合もありますので、そういうことも確認します。

そういった問診をもとに必要な血液検査をして、身体の病気によるうつ状態の可能性を検討しておきます。通常、肝臓、腎臓、白血球、ナトリウム、カリウム、血糖、甲状腺などについて調べます。

他の生理学的な検査として、向精神薬の中には、心臓の伝導障害をひきおこす可能性があるものがありますので、心電図をとった方がよい場合があります。脳波は、てんかんや意識障害が疑われる場合に、鑑別診断のために必要となることがあります。

うつ病が疑われる場合に必ず脳画像検査をしなければならないとは言えませんが、高齢で、脳梗塞が疑われるような場合にはＣＴやＭＲＩを行います。ＭＲＩで脳梗塞が見つかった場合などは治療の参考になります。また、うつ状態が長引いているためＭＲＩを撮ったところ脳腫瘍が見つかった、というケースもあります。脳腫瘍の頻度は高くないため、うつ状態の方は全員ＭＲＩを撮像すべきかどうか結論は出ていませんが、経過が予想と異なるような場合には、ＭＲＩなどを施行したほうが良いかもしれません。

それから心理検査です。心理検査は診断ツールとしていろいろ使うことがあります。

特に高齢者の方の場合には、うつ状態といっしょに認知機能が低下していないかどうかをみることも重要ですので、必要に応じて、最低限の認知機能の検査をします。よく使われているのは長谷川式簡易知能評価スケール、ミニメンタルステイトイグザミネーション（ＭＭＳＥ）といったものです。長谷川式簡易知能評価スケールは、記憶や見当識（周りのことがどれだけわかっているか）を主に調べることができます。ＭＭＳＥの方は、空間的な把握の能力を調べる項目もあり、こちらの方がより幅広い面を評価することができます。

うつ病の背景に知能の問題などがあると疑われる場合には、さらに細かい知能検査などを行う場合もあります。

注意しなければいけないサインとしては、何と言っても自殺のリスクです。希死念慮の強さは必ずチェックします。これまでに自殺未遂などをしたことがあるかどうか、家族の中に自殺をされた方がいるかどうかも確認し、自殺の危険因子と希死念慮の強さなどを総合的に判断して、その患者さんの自殺のリスクが高いのか低いのかを判断します。

自殺以外に、必ずしも自殺を目的としない自傷行為があったかどうかも調べます。手首などに繰り返し傷がある場合もあるので、そういうことも確認することが必要な場合もあります。希死念慮や自傷行為、あるいは過量の服薬（もらった薬をため込んで大量に飲んでしまう）をしたことがある人は、処方に注意が必要です。

薬の処方については、他の薬との相互作用にも目を配る必要があるので、精神症状をひきおこす心配はないとされている薬を含めて、チェックします。

他の精神疾患が存在していないかどうかもみます。大うつ病性障害の場合、パニック障害や社交不安障害（人前に出ることに対する不安が強いために、生活に支障が出る精神疾患）、強迫性障害（不合理な考えだとわかっていても頭にこびりつく考え〔強迫観念〕や不合理だとわかっていても繰り返してしまう行為〔強迫行為〕のため、生活に支障をきたす精神疾患）などの不安障害、それから物質使用障害（アルコールやドラッグなどの乱用や依存）、あるいは自閉症スペクトラム障害、注意欠陥／多動性障害等が一緒にあることが多いので、そういった疾患が併存していないかどうかをチェックします。これらの疾患を併存している場合には、併存疾患の治療を並行して行う必要があります。その場合には、やや治療が難しくなります。パーソナリティーの問題、たとえば境界性パーソナリティー障害などがあるかどうかも検討します。

またアルコールによるうつ病もあります。これは、アルコールの作用によってうつ病がおきる、という面もありますし、逆に、うつ病の症状によってアルコールに依存してしまう、という面もあり、両者が悪循環を形成してしまっていることがあります。アルコールの使用についてもしっかり確認することが必要です。

双極性障害へ発展する可能性についてもチェックします。以前、躁状態や軽躁状態があったかどうか、質問を工夫しながら聞いていきます。うつ病の状態でありながら躁的な特徴がないかどうかもチェックします。躁的な特徴とは、たとえば焦燥が強い、うつだけれども怒りっぽい、気分が不安定である、物を壊す、買い物をしすぎる等、躁状態の症状の一部だけがうつ状態の中でみられるものです。こうした特徴がある場合には双極性障害に発展するリスクが高いといわれています。その他、双極性を疑わせる特徴として、双極性障害の家族歴をはじめ、過眠、食欲亢進といった非定型症状、それから精神病症状、発症年齢が若い、うつ状態の回数といったようなことを確認します。

こうした手順をふんで身体の病気によるうつ状態、脳梗塞や認知症によるうつ状態、双極性障害などを除外してから、うつ病と診断をします。

治療の枠組み

うつ病の患者さんは、専門医以外から紹介されて受診されることが非常に多いのですが、ガイドラインでは、内科などから精神科に紹介する時は、「身体の病気ではないから精神科に行きなさい」と言うより「専門家の話を聞いてみた方がいいと思います」と説明することをすすめています。やり方を一歩間違えると、患者さんは見捨てられたと思ってしまうおそれがあるからです。入院設備のない精神科クリニックから大きな精神病院などに紹介する時なども、同様の注意が必要です。

治療に際して検討しなければいけないことは、一つは外来で治療できるのか、それとも入院が必要なのかということです。入院が必要な場合とは、自殺の危険が切迫している時、家で休めない場合、病状が非常に進行している場合などです。特に自殺の危険が切迫していると判断したら、即日入院を決断した方がよいでしょう。

治療の原則としては、まず心理教育です。心理教育というのは、患者さんに対する心理的な配慮をしながら、病気について学んでいただくことです。うつ病とはどんな病気でどんな治療をするのかを最初に説明し、それから治療目標を明確にします。具体的には症状を治すだけでなく、職場に復帰して普通に働けることを目標にする、といったようなことです。

その際、うつ状態の患者さんは、非常に否定的認知に傾きがちで、もう仕事はできない、自分には無理だ、と自分の能力を過小評価する傾向があるので、共感的にお話を伺いながらも、そういった患者さんの態度に巻き込まれ過ぎず、必要なことを聞いていきます。うつ状態の患者さんが、身支度をして外に出て、病院にやって来るということは本当に大変なことです。非常に苦しい状態をおして頑張って受診されたこと、またこれまでの苦労を認め、労い、患者さんとの関係をしっかり構築することも目指していきます。最初にこれらを両立させるのは難しい場合もありますが、これも初診の目標の一つです。

治療の概要

昔からうつ病の治療を始める時には、心理教育的な配慮が重要であると言われていました。以前から言われていたものとして、名古屋大学教授だった精神病理学の専門家、笠原嘉《よみし》先生が提唱された、「笠原の七カ条」というものが有名です。

その主な内容の一つに、うつ病という病名を伝えることが重要だということがあります。なぜならうつ病になった人は、動けなくなっているのは、自分が怠けているからだと考え、さらに自己嫌悪に苦しんでしまう場合が多いからです。病名を告げ、いまの状態は病気のせいであることを伝えます。休めない、仕事に行かなければと思っている人には〝ドクターストップ〟をかけ、休んでもらうようにします。

そしてうつ状態とは、脳の変化によって否定的な考え方をするようになってしまい、もともとあったストレスがさらにストレスに感じられてしまう、またそのことによってますます脳が変化して、さらに否定的な考えに傾きがちになってしまう、そういう悪循環が生じている状態であることをお話しし、うつ病のメカニズムをある程度理解してもらいます。

それから治療がどのように進められていくのかを、しっかり説明します。

まず離婚するとか仕事を辞めるといった、重大な決定は、延期した方がよいこと、睡眠、覚醒のリズムや生活のリズムを保つことの大切さ、アルコールを控えることなどを説明します。周りの人達に対しては、励ましとか気晴らしを強要したりするのは良くないことをお伝えします。

次に薬物療法について説明します。

抗うつ薬には副作用があること、他の薬との相互作用で副作用が出やすくなる場合があることを説明します。薬の説明書きをお渡しすることもあります。

抗うつ薬の投与は、少量から始めます（具体的な量は薬の種類によって異なります）。

不安や不眠を訴える人にベンゾジアゼピン系の薬を処方する場合は、長く続けると、やめるのが難しくなってしまう問題があるため、漫然と長く使わないようにします。

治療を始めたら、それが効いているのか否かをしっかり確認しながら、治療の軌道修正をはかっていかなければなりません。

特に、経過をみている最中に躁状態が出てきて、診断名が双極性障害に変わるということは、かなりの頻度でおこり得ることです。またうつ病に加え、不安障害とか物質使用障害のような新しい病名が加わってくることもあり得ます。このように一度診断をして治療を始めても、途中で診断が変わることがあるということを、常に認識しておく必要があります。

さらにうつ病に伴って食べられない、飲めないことによる低栄養、もしくは脱水状態など、身体的な状態が悪化していく場合がありますので、そういうことに関しても注意する必要があります。

薬に関しては、少しずつ始め、やがて十分量に増やしてからは、最低四週間から八週間は経過をしっかり見る必要があります。飲んでもらった薬の効果が全くみられない場合は、それ以上長く使うよりは、薬を変えた方がよいと言われています。抗うつ薬に他の薬を加える、「増強療法」を検討することもあります（これについては後で詳しく述べます）。

お酒やコーヒー、たばこなどをコントロールしながら、処方をした薬をきちんと飲めているかどうかは必ず確認します。

そのようにしていろいろな薬を試しても、どうしてもうまくいかない場合には、心理的、社会的にうつ状態を治りにくくする要因がないかどうか、さらによく調べます。もしあれば、そういった側面の治療をするために必要な精神療法を追加します。

うつ病の種類によって、他の療法を追加することもあります。たとえば季節性の特徴を伴う場合は、光療法を検討します。どうしても難治性の場合には、修正型（けいれんをおこさないで通電するタイプの）電気けいれん療法を使うこともあります。

そしてこうした治療の途中でも、必要に応じて入院治療に移行することは、常にあることとして考えておかなければなりません。

回復の時期になってくると、今度はどのくらい薬物療法を続けるかということが問題になってきます。寛解後（症状がなくなってから）しばらくは抗うつ薬を続けた方が再燃（ぶり返すこと）

を予防できると言われており、半年程度は同じ薬を続けるべきという考え方が一般的です。しかし最近では、もっと長い期間、一年から三年は続けた方がよいというデータもあり、治ってからどれくらい抗うつ薬を続けるかというのは議論になっているところです。今のところ、治ってから半年から一年は抗うつ薬による治療を続けるのが一般的な考え方だと思われます。

再発予防のためには認知行動療法、あるいは対人関係療法を併用することも効果がありますが、(精神療法にはさまざまなものがありますが、有効性が確立しているのはこの二つです)。再発予防の手立てとしてリハビリテーションを行う場合もあります。うつ病における復職に向けたリハビリテーションは、日本では〝リワークプログラム〟とよばれています。

軽症のうつ病

それでは各論に入りましょう。

日本うつ病学会が作ったうつ病治療ガイドラインでは、DSMで大うつ病と診断されるうつ病の重症度を、軽症、中等症、重症で精神病性の特徴を伴わないもの、重症で精神病性の特徴を伴うものに分類しています。メランコリー、非定型、緊張病症状を伴う場合といった分類名もあるわけですが、前述の通りこうしたうつ病分類は、診断が一致しにくいため、実際の診療に用いられているとは限りません。

まず軽症のうつ病についてです。これはDSMで言うと、大うつ病エピソードの基準をぎりぎりに満たす程度の症状で、大うつ病性障害の中では最も軽症なタイプです。しかしこの軽症のうつ病は、「軽症」とはいえ、治療が簡単というわけではありません。中等症や重症のうつ病に関しては、薬物療法が治療の中心であるという考えがすでに確立しているのですが、軽症の場合は、どのような治療が適切なのか、専門的な判断が必要となるからです。

軽症の大うつ病性障害の治療において、抗うつ薬が必要なのかどうかについては、学会でも意見が分かれています。薬物療法を始めることに消極的になり過ぎると、治療のタイミングを逸してしまい、重症化する危険もあります。逆に、安易な薬物療法によって問題解決が遠のくこともないとはいえません。

各国のガイドライン等をみると、軽症の大うつ病性障害に対しては、抗うつ薬を第一選択とせず、心理療法を優先するとしているものが多くあります。軽症のうつ病は、中等症や重症のうつ病に比べると、パーソナリティーや心理社会的な要因の関与が大きいとされているからです。

ですから日本うつ病学会のガイドラインは、まずその軽症のうつ病が、どのような原因でおきているのかをよく考察し、医師の側から患者さんの理解を深めるということを推奨しています。

軽症であれば、誘因が明確でなくても精神療法を中心に据えて治療を開始します。そしてなかなか良くならない場合には、薬物療法を工夫していく、といった方針となります。病気の要素以外に、パーソナリティーの問題、あるいは心理社会的な要因、たとえば、職場の上司に厳しいことを言われているとか、借金を抱えて苦しい状態にあるといったような要因がどれだけ関与しているかをしっかり見極め、一人一人の患者さんの症状が、脳の問題によっておきている部分が大きいのか、あるいは心の問題、あるいは社会的な問題によって、誰にでもおきる反応としてとらえることができるものなのか、じっくり考える必要があります。

しかし一見、心理的な要因に対する当たり前の反応に見えても、抗うつ薬が有効なうつ病の場合もあります。原因やきっかけがあるからと言って、本当は必要な抗うつ薬を使い損なうことも、また避けなければならないことです。そこの判断はくれぐれも注意しなければなりません。

心理療法、精神療法については「心理・社会的治療法」の章で詳しく述べたいと思います。

中等症のうつ病、重症で精神病性の特徴を伴わないうつ病

次は中等症、重症で精神病性の特徴を伴わないうつ病の治療法です。中等症から重症のうつ病は、医療がいち早く関わらなくてはいけないものです。治療の選択肢は抗うつ薬から電気けいれん療法まで、非常に多く存在します。その中で何を選んだらよいのか、その判断が重要です。

まず外来で治療をするのか、入院して治療をするのかを決めます。

このタイプのうつ病は、不安や焦燥、自殺念慮が非常に強まってしまうことがあります。そのような状況の時は、速やかに入院治療の決断をしなければなりません。その他にも食べていない、飲んでいないための低栄養・脱水状態、薬をきちんと服用できていない、十分に休養がとれない、脳の検査が必要な時、患者さんやご家族の人間関係や社会的立場が危機にさらされている場合な

ど、入院を考慮すべきさまざまなケースがあります。外来で治療をしていても、入院治療に切り替える必要が出てくる場合もあります。

治療の原則として、治療を始める前に、これからどのような治療を行うのか、しっかり説明をすることが重要です。うつ病という病気であり、薬物療法と精神療法が必要であること、薬物療法の効果が現れ始めるには一、二週間かかること、治療には平均三カ月くらいかかることなど、経過の見通しを伝えます。

中等症以上のうつ病において、抗うつ薬が有効であることには疑いはありませんので、薬物療法が適応となります。

抗うつ薬は、副作用に注意しながら少量から飲み始め、速やかに増量します。最終的に十分な量（添付文書に定められている最大量）まで増やしたら、十分な期間（およそ四～六週間）飲んでもらい、効果があるかどうかをみます。自覚症状に大きな改善がなくても、一部の症状が改善しているようなら、効果がある可能性があると考え、もう少し続けるのが普通です。効果の判定には通常四週間を要するのですが、低い用量を使っていると、用量が少ないから効かないのか、あるいは観察期間が短いから効いていないのかわからないので、とにかく十分量まで増やして四週間は飲み続けてもらい、症状を観察することが大切です。

重症のうつ病の場合にも、複数の抗うつ薬を組み合わせることを考える前に、とにかくその薬を最大用量まで増やします。決して積極的に推奨するものではありませんが、臨床場面では添付文書で指定されている最高用量を超えた薬を使用することも、しばしば行われています。なぜなら薬の代謝（分解）には非常に大きな個人差があるからです。まだ研究段階ですが、同じ薬を飲んでも血中濃度が十分の一くらいしか上がらないという人もいらっしゃることが報告されています。

そのように血中濃度が上がりにくい体質であることが疑われるケースでは、規定以上の量を使うということが許容される場合もあると考えられるわけです（ただし双極性障害に使われているリチウム、バルプロ酸などとは異なり、抗うつ薬の血中濃度は現状では検査できません）。

また、高齢者、身体の病気を合併している方、および他の薬と併用する場合には、特に慎重に薬の量を調整する必要があります。

抗うつ薬を使う場合には一種類が基本です。抗うつ薬を二種類同時に併用するというのは、かなり例外的な治療だということを認識している必要があります。一種類の抗うつ薬を、最大量で四〜六週間使ってみて、効果がなければ別の薬に変更し、ということを二、三剤について行い、なおかつ効果が十分でなかったという場合に、初めて例外的に二剤併用を検討します。

不安や不眠を訴える患者さんにベンゾジアゼピンを使用する場合、長期に使い続けると、依存が形成され、簡単にやめることが難しくなるので、必要最小限の量を、必要最小限の期間だけ使うように留意する必要があります。

なお、睡眠に対しては、非ベンゾジアゼピン系の睡眠薬（ロゼレムなど）もあるので、どうしても必要な場合は、そうした薬剤を使う方法もあると思います。また抗うつ薬に非定型抗精神病薬を併用すると不眠に対して有効な可能性も示唆されていますので、非定型抗精神病薬を眠前に処方することで、睡眠薬代わりにする手もあると思います。

抗うつ薬を十分量、十分な期間使用しても、効果が不十分な場合は、増強療法を行います。これについては後ほど詳しく説明します。

薬物療法を行う上でもう一つ注意しなければならないのは、抗うつ薬の副作用は、うつ病の症状とよく似ているという点です。

抗うつ薬によっては、眠気や倦怠感が出たり逆にイライラしたりします。三環系抗うつ薬という種類の薬の場合には、口の中が乾く、あるいは便秘といった、うつ病でも出るような症状が出現します。

ですから患者さんの症状や訴えが、うつ病の症状なのか、それとも抗うつ薬によるものなのか、相当な注意を払っていなければなりません。

抗うつ薬開始後一～二週間は、効果はほとんど感じられず、副作用だけが現れますので、患者さんは「薬を飲んだらかえって病気が悪くなった」と考えてしまい、治療を中断してしまいがちです。ですから事前におきうる副作用を十分に説明し、最初のうちは副作用ばかりで、逆に悪くなった感じがするかもしれないけれども、その後だんだん効果が出てくる、ということを知っておいていただく必要があります。

副作用かうつ病の悪化かの見極めは簡単ではなく、症状一つだけを見ても区別できるとは限りませんので、むしろ症状全体のまとまりを見て判断します。たとえば不快な気分が出てきただけであれば、うつ病なのか副作用なのかわかりませんが、不快気分に加え、手足の電撃感などの特異な症状を伴っている場合には、ＳＳＲＩの離脱症状の可能性が高くなる、といった具合です。

中等症、重症うつ病の場合、治療のためには薬を服用する必要があるわけですが、患者さん自身が精神疾患の薬に対して強い抵抗感をもっていたり、何らかの理由で薬を溜め込んでいるなど、飲んだと言いながらも、実は薬を飲んでいないというケースもあります。ですから薬を本当にきちんと飲んでいるのかどうかということに関しては、常に注意を払っていなければなりません。場合によってはご家族の方に、薬を飲んだかどうかを確認してもらうなど、協力をお願いすることもあります。重症のうつ病の患者さんは、ご自分の状態が、病気によるものとは考えられなくなっている（すなわち病識がない）場合があり、そういう方は、なかなか薬を飲んでくれません。そのような場合は、周りの方に、声かけだけでなく薬を飲み込むところまで確認してもらうなど、さらに工夫をする必要があります。

薬の過量服薬を防ぐという点でも、ご家族の協力は重要です。特に三環系抗うつ薬とよばれる抗うつ薬は、十分量を二週間分となると、まとめて飲むと命に関わる危険もある量になってしまうことがあるので、できる限り長期投与は避けます。どうしても外来治療でこのような量を処方しなければならない場合には、ご家族にきっちりと薬の管理をしてもらう方法をとります。

治療が効を奏し回復してくると、身体が少し動きやすくなってきます。しかしその結果、かえって自殺のリスクが高くなる場合もあり得ることが以前から指摘されています。ご家族の方には、こういったことも説明し、注意してもらいます。

治療によって症状がなくなり、寛解期と言われる状態になってからも、急に薬をやめてはいけません。抗うつ薬の離脱症状がおきてしまう場合があることが一つと、うつ病が治ってすぐに抗うつ薬をやめると、再燃するリスクが高まるからです。

症状が良くなったのだからすぐにでも薬をやめたいと訴える患者さんは多いでしょうが、薬をやめることを急ぎすぎないことが大切です。まだ薬を飲む必要があることをしっかり説明し、きちんと薬を飲み続けてもらいます。その期間については、半年から二、三年までといろいろな説があり、議論はまだまとまっていませんが、大抵の場合、半年から一年は服用を続けます。その後は、再発のリスクがどれだけあるか、そして薬のデメリットはどれだけあるかを勘案して、治療終了の時期について相談します。

それから薬がなかなか効かない時、あるいは薬の効果が待てない時の切り札となる治療法として、電気けいれん療法があります。この療法を決断する必要がある状況とは、自殺の危険性が切迫している時、栄養面で生命の危機が切迫している時、精神病性の特徴（幻覚や妄想）を伴っている時、薬物療法が無効である場合です。

中等症、重症うつ病の薬物療法について

新しい抗うつ薬としてSSRI、SNRI、ミルタザピン等があります。これらには有効性と副作用のどちらにも明らかな違いというものはそれほどありません。

どれも昔の三環系抗うつ薬に比べますと、抗コリン性の副作用（目がくらむ、尿が出にくい、ふらつく、口が渇くといった重い副作用）は少なくなっていますので、中等症以上の患者さんの治療には、このクラスの薬から開始するのが普通です。

ただし注意すべき点があります。

二四歳以下の人がこういった薬を飲んだ場合、自殺率の増加の可能性が指摘されていますので注意が必要です。また、妊娠後期にSSRIを飲んだ女性から生まれたお子さんには、遷延性肺高血圧症になるリスクが出てきます。胎児の成長に影響を与える可能性もあります。ですから、女性の患者さんには妊娠の有無をよく確かめてから薬を処方します。

六五歳以上の高齢者の場合には、三環系抗うつ薬よりも、新規抗うつ薬を飲んだ場合の方が、脳卒中、転倒、骨折などのリスクが高かったという報告もありますので、高齢者の場合にはまた別の注意が必要です。認知症に伴う抑うつに対して、新規抗うつ薬であるセルトラリン、ミルタザピンを使った研究では、有用性がプラセボに対して差がなかった（本当の薬を飲んだ人と偽薬を飲んだ人との間で効果が変わらなかった）のに、副作用の方が多かったという報告がありますので、

こういった場合にも、薬の使用についてよくよく検討する必要があります。一般には、三環系抗うつ薬よりも、新規抗うつ薬（SSRI、SNRI、ミルタザピン等）の方が安全であると考えられますが、新規抗うつ薬だからといって安全であると過信するべきではない、ということです。

新規抗うつ薬に対して、古いタイプ、あるいは第一世代ともよばれる三環系抗うつ薬、あるいはそれに類似の化合物で四環系とよばれるものがあります。三環系あるいは四環系の抗うつ薬を使うにあたって注意すべき点は、SSRIに比べ、自殺の為に過量服薬をした時の死亡率が高くなってしまうことです。ですから自殺念慮のある人に処方する場合には注意が必要です。また、三環系抗うつ薬は、躁転をひきおこすリスクがあることを忘れてはなりません。

中等症例では新規抗うつ薬がよく用いられますが、三環系を使っても四環系を使ってもよいということになっています。重症なうつ病のケースでは、新規抗うつ薬よりも三環系抗うつ薬など第一世代の抗うつ薬の方が有効であることを示す証拠がいくつかあります。

ただし三環系抗うつ薬の方が、抗コリン性の副作用等の有害作用も強く出ますので、その点が問題です。また以前に有効だった薬があればそれを使うことが普通です。

ベンゾジアゼピン系の薬を使う場合

抗うつ薬の効果が現れるには一、二週間かかり、その間は副作用ばかりであるため、治療を中断してしまう患者さんも少なくないと述べましたが、最初の四週間くらいに、抗うつ薬にベンゾジアゼピンを併用すると、治療中断のリスクを減らせるという有用性があります。

ただしこのように、ベンゾジアゼピンを併用しないと治療がうまく進まないと思われる場合でも、ベンゾジアゼピンを何種類も使うことは極力避けなければなりません。最大でも、抗不安薬として一種類、睡眠薬として一種類の、合わせて二種類までであり、ベンゾジアゼピンを三種類以上用いるべきではありません。

増強療法・併用療法

第一選択薬による治療が成功しなかった場合、まず抗うつ薬を十分量増量します。それでも効果が見いだせなければ抗うつ薬を変更します。(細かいことを言うと、薬を変更した方が良くなるという証拠は十分ではないのですが)そうした場合薬を変える方がいいというのがエキスパートの一致した見解となっているからです。

最初の抗うつ薬を十分量まで増量して四~六週間経過を観察しても全く改善がない時、別の種類の抗うつ薬に変更して、十分量まで増量してさらに四~六週間以上経過を観察します。それでも改善が十分でない場合には、抗うつ薬の増強療法とよばれる方法があります。

抗うつ薬を使いながら、もう一種類の薬を追加することによって、抗うつ薬の効果をより引き出すというのが、増強療法です。ただし増強療法というのは、多少なりとも効果があった抗うつ薬に対して行うもので、全く効果がなかった場合には、増強療法を行っても効果は期待できないと考えられています。

増強療法に使われるものとして、一つはリチウムがあります。リチウムは双極性障害に使われる気分安定薬とよばれる種類の薬なのですが、特に三環系抗うつ薬と併用した場合に、その抗うつ効果を強めることが明らかになっています。また甲状腺ホルモン剤も三環系抗うつ薬に追加すると有効であることが明らかになっています。

やはり双極性障害に使われるラモトリギンという気分安定薬も、新規抗うつ薬に追加すると有効性が高まるということを示唆する論文がありますが、まだ証拠は十分ではないため、この組み合わせは一般的ではありません。

それから非定型抗精神病薬とよばれる種類のアリピプラゾール、クエチアピン、オランザピン、リスペリドンといった薬を新規抗うつ薬に追加することで、より有効だったということを示す臨床研究の報告もあります。ただし、副作用によって途中で飲めなくなってしまう率（脱落率）が高くなってしまうので、有害作用を上回る有用性があるのかどうかは考慮すべきだとされています。

抗うつ薬同士の併用療法として例外的に検討され得るのは、ミルタザピンとミアンセリンです（これを増強療法とよぶかどうかは、一致した見解に至っていません）。ミアンセリンは古い抗うつ薬で、ミルタザピンは、新しい抗うつ薬ですが、実はこれらは構造の上ではかなり似ており、なおかつ両方とも他の三環系抗うつ薬とは少し異なる作用メカニズムをもっています。そのためかどうかはわかりませんが、ミルタザピンやミアンセリンと新規抗うつ薬と併用することで、より有効であったことを示す報告が少しあるのです。しかしこれもまだ証拠は十分ではありません。

こうしたことから、新型抗うつ薬を使っていた場合は、非定型抗精神病薬で増強するよりも、三環系抗うつ薬単剤への変更や、リチウムの増強療法などを行っていくことの方が推奨されます。

精神病性うつ病

精神病性うつ病とは、妄想や幻聴を伴う重症のうつ病で、幻覚・妄想が「気分に一致」する場合と「気分に一致しない」場合の二つに分類されます。

「気分に一致した」精神病症状とは、罪業妄想、心気妄想、貧困妄想など、抑うつ的なテーマと関係した妄想です。典型的なうつ病の症状が極度に強くなったものであり、治療上、特別な注意が必要となります。もう一つの「気分に一致しない」精神病症状は、抑うつ的なテーマとは異なる内容の幻聴・妄想の場合です。特に、思考伝播（「自分の考えが周囲に知られている」）、作為体験（「何者かに操られている」）など、自分と他者との境界に関わる妄想は、むしろ統合失調症に特徴的なものです。これは統合失調症とうつ病の間の中間領域にあるもので、やや予後が悪い（改善しにくい）と言われています。すなわち、治療反応性（改善のしやすさ）は、「一般の大うつ病性障害＞気分に一致しない精神病性の特徴を伴ううつ病＞統合失調症」という順になります。

なお、精神病症状が大うつ病エピソード（うつ状態）の期間中だけなら大うつ病性障害、エピソード以外にもあれば、統合失調症や失調感情障害と診断されます。

薬物療法では、何よりプラセボ効果が乏しいこと（偽薬では良くならない）が特徴です。つまり、薬物治療が必要だということです。とはいえ、薬物治療が効きにくい場合もあります。

なお、精神病性うつ病は、双極性障害に発展する場合もあるので、躁状態の既往に注意し、双極性障害と鑑別することも重要です。また高齢者では、レビー小体型認知症等の認知症との鑑別も必要となります。幻視、意識レベルの変動、悪夢を伴って大声を上げたりするレム睡眠行動障害、パーキンソン症状などにも注意します。

精神病性うつ病では、病識に乏しい場合が多く、患者さんの多くはもう治らないと確信しているため、治療の受け入れが難しく、入院治療が必要となる場合も少なくありません。自殺や他害（無理心中等）の危険が切迫したり、食事が取れない、水を飲まない、薬を飲まない、焦燥が強い、といった特徴を伴う場合も多く、こうした場合には、特に入院が必要となります。外来通院の場合にも自殺念慮には十分な注意が必要です。

精神病性うつ病は、抗精神病薬だけでは治りませんので、抗精神病薬単剤の治療は、推奨されません。むしろ抗うつ薬の方が有効です。新規抗うつ薬も有効ですが、それよりも三環系抗うつ薬の方が有効な可能性があります。

さらに三環系抗うつ薬あるいは抗精神病薬の単剤よりも、これらを併用した方がより有効です。その場合には、古いタイプの抗精神病薬（定型抗精神病薬）よりも、非定型抗精神病薬（新しいタイプの抗精神病薬）を使った方がより有効です。

さらに三環系抗うつ薬と抗精神病薬の併用に匹敵する効果がある抗うつ薬もあります。それは三環系抗うつ薬のアモキサピンです。

なお、精神病性うつ病は、他のうつ病よりもＥＣＴに反応しやすく、薬物療法よりもＥＣＴの方が、より早く効果が現れ、有効とされています。

精神病性うつ病は再発しやすく、退院後一年以内に八割以上の患者さんが再発したという報告もあるため、維持療法を続けるかどうかは重要な問題です。抗精神病薬を減量、中断すると再発しやすいので、抗うつ薬は少なくとも一年、抗精神病薬の服薬も数カ月程度は続ける必要があります。ＥＣＴで良くなった患者さんも再発率は高く、抗うつ薬と維持ＥＣＴ（予防目的でのＥＣＴ）の併用を行う場合もあります。しかし、維持ＥＣＴの具体的な方法は、専門家の間でも意見は一致していません。

緊張病症状を伴う場合

ＤＳＭの大うつ病性障害の分類の中には、「緊張病性の特徴を伴うもの」という特別な一群があります。緊張病性の症状は精神病症状を伴う重症なうつ病で時々みられるものです。

また緊張病症状は、脳の疾患でもみられる場合があるので、鑑別診断のためには脳炎などを除外するための検査（脳脊髄液検査や脳画像検査など）も必要となります。

さらに緊張病症状による脱水（水を飲まない）、栄養障害の他、深部静脈血栓症（いわゆるエコノミークラス症候群）等の身体的問題もおこりやすいので、そういった注意も必要です。点滴や経管栄養が必要となる場合も少なくありません。

緊張病症状を伴ううつ病には、ベンゾジアゼピン系抗不安薬が有効です。経口投与ができない時は注射が行われますが、静脈注射では呼吸抑制がおきる場合があるので、十分に注意します。緊張病症状が緩和して、服薬が可能となれば経口投与に切り替えます。

抗精神病薬の効果については議論があり、特に定型抗精神病薬では悪化する場合もあるとされていますが、非定型抗精神病薬は有効との報告もあります。そして、それらよりもさらに効果が期待されるのはＥＣＴです。ＥＣＴは緊張病症状を伴う場合には積極的に考えるべき治療法となります。

軽症なほど治療が難しいうつ病

ここまでうつ病の治療について、ガイドラインにしたがって説明してきましたが、まず重症であればある程度何をすべきかがはっきりしている、ということにお気付きになったでしょうか。たとえば最後に説明した緊張病症状を伴ううつ病や精神病性のうつ病を含む重症のうつ病の場合は、重症ではありますが、どのような治療をすべきか、すでに確立した考えがあります。

重症の場合は、症状の現れ方も比較的一定しており、一つの疾患として、統一された治療が行われます。

一方、軽症の場合は、発症に至る要因から症状の現れ方まで、一人一人に多様性があります。そのため、治療も統一した方法をとるというわけにはいきません。したがって、ケースバイケースの対応が大切であり、医師と患者の共同作業の中で、治療を最適化していくことが何より大切であるということになるでしょう。

その他にもいろいろな感想をもった方がいらっしゃるはずです。特に「私はこんなに丁寧な診察をしてもらってない！」と感じられた方は少なくないかもしれません。たとえば、身体の診察など受けていない、認知機能の検査も受けていない、などと思われた方もいらっしゃるでしょう。しかし、こうしたことのほとんどは、実は患者さんが診察室に入ってきて、お話を伺いながら、その様子を観察し、会話をしていくことを通して、患者さんには気付かれないうちに行われているので、治療がうまく進んでいるようなら、心配しなくてよいでしょう。

それでは次に、うつ病の原因や薬について説明したいと思います。

図1　うつ病の治療アルゴリズム

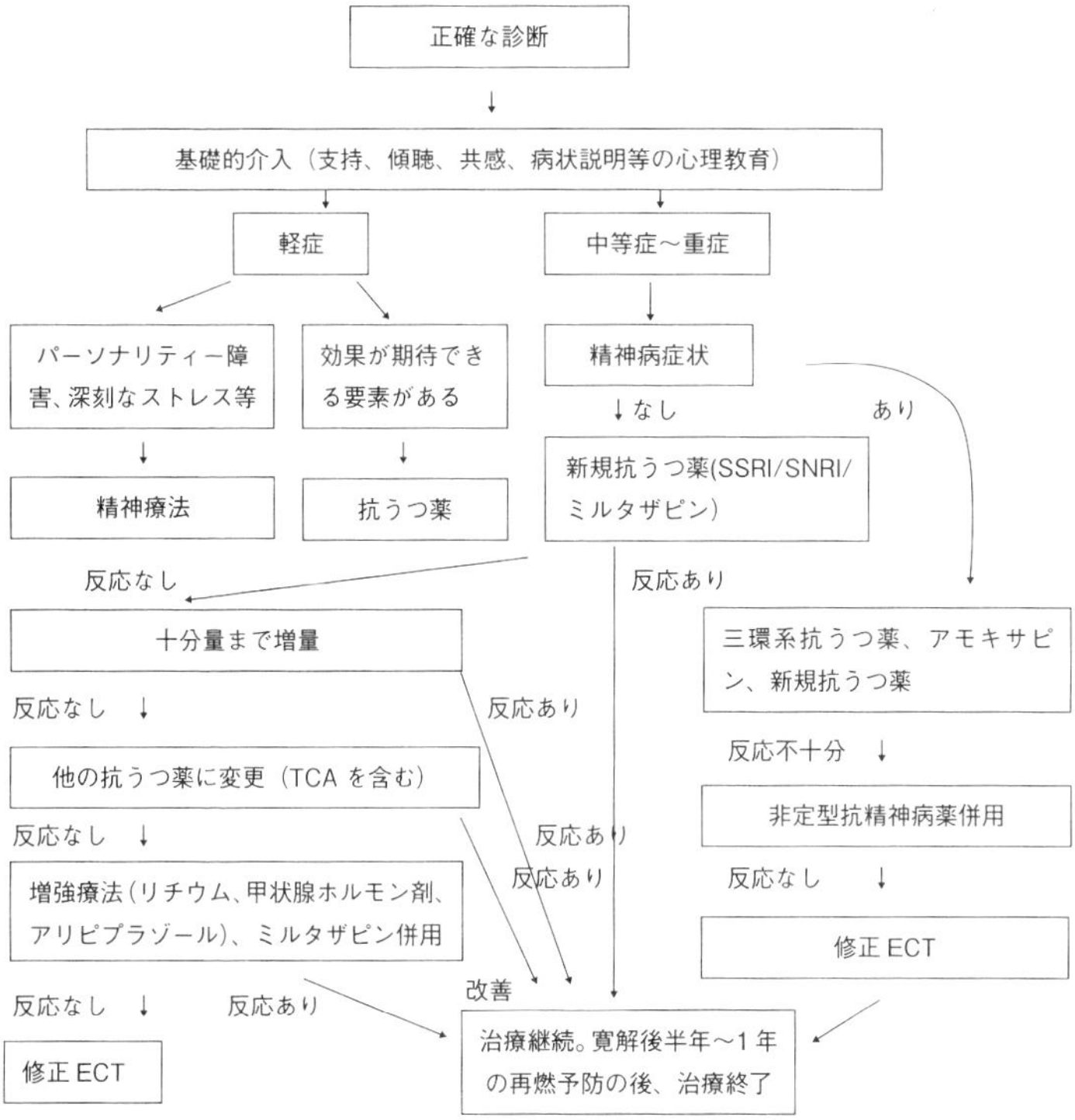

加藤忠史「気分障害（うつ病、双極性障害)」『診療ガイドライン UP-TO-DATE 2014-2015』メディカルレビュー社（印刷中）より

5　うつ病の原因

うつ病の原因の研究は、まだまだ確定したことが言いにくい状況ですので、ここでは、最低限の説明にとどめておきます。

セロトニンの役割

うつ病との関連が古くから推定されてきたのが、セロトニン、ノルアドレナリンという、二つの神経伝達物質です。それらをもつ神経細胞は脳幹部にしかないのですが、その突起を脳全体に幅広く送っていることから、脳全体の働きを調節するような働きをもっていると考えられます。

亡くなった高齢のうつ病患者さんの脳を観察した研究では、セロトニンをもつ神経細胞が集まった縫線核《ほうせんかく》や、ノルアドレナリンをもつ細胞が集まった青斑核《せいはんかく》という場所に、認知症の原因となるような物質がたまっていたという報告があります。また血管性うつ病では、橋《きょう》という、セロトニンをもつ細胞群（縫線核）を含む場所に、脳梗塞がある場合が多いという報告があります。

セロトニンやノルアドレナリンは、抗うつ薬によって脳内に増加する物質ですし、うつ病を経験した方に、トリプトファンが欠乏して脳内のセロトニンが不足するような飲料を飲んでもらうと、うつ病の症状が再燃すると報告されています。

これらのことからセロトニンはうつ病に関係する場合があること、セロトニンをもつ神経細胞が、脳梗塞や認知症と同じメカニズムで障害されることが、うつ病の原因となる場合もあることが考えられます。

なぜ、セロトニンが減るとうつ状態になるのでしょうか。

健常な人の脳内のセロトニンを不足させると、報酬の「遅延割引」が顕著になるという報告があります。「遅延割引」とは何かを説明しましょう。

今一〇〇円もらうのと、明日一〇〇〇円もらうのとどっちが良い？　と聞かれたら、多くの人は明日の一〇〇〇円を選ぶでしょう。しかし今の一〇〇円と明日の一一〇円だったら、今一〇〇円をもらう方を選びそうです。

明日の二〇〇円と本日の一〇〇円では、どちらを選びますか？　と聞いたとき、十回中五回は「明日の二〇〇円」、五回が「今日の一〇〇円」と答えたとします。この場合平均すると明日の二〇〇円は本日の一〇〇円分の価値しかないことになります。すなわち、一日先の報酬の価値は、二分の一に割り引かれてしまうわけです。これが遅延割引という現象です。このように報酬が遅れることにより、その報酬の価値が割り引かれてしまう率を、遅延割引率と言います。遅延割引率が高いということは要するに将来の報酬が待てず、直近の報酬の方に引き寄せられるということです。セロトニンが不足すると、この遅延割引率が高くなり、将来の報酬を待つよりも、すぐに得られる報酬の方を選んでしまう傾向が現れるのです。

将来の報酬が予測できなくなるという現象は、将来のことを悲観してしまううつ病の症状に似ている面もあります。こうした研究からセロトニンは、うつ病の症状に関係している可能性が考えられているのです。

ドーパミン

ドーパミンも、セロトニンやノルアドレナリンとよく似た神経伝達物質で、その神経細胞は、脳幹部の中脳という場所や視床下部など、限られた場所にしかありません。

ドーパミンは、パーキンソン病の原因として有名で、パーキンソン病とは、筋肉が固くなって動作が緩慢になり、手がふるえ、足がすくんで歩きにくくなってしまう病気です。脳幹部の中脳というところにある、ドーパミンという神経伝達物質を含む神経細胞が失われることがその原因です。

パーキンソン病は、しばしばうつ病を伴います。パーキンソン病は、中脳のドーパミン神経細胞のうち、運動をコントロールしている脳部位（線条体）に神経線維を送っている場所（黒質）

図2　ドーパミン神経系の分布

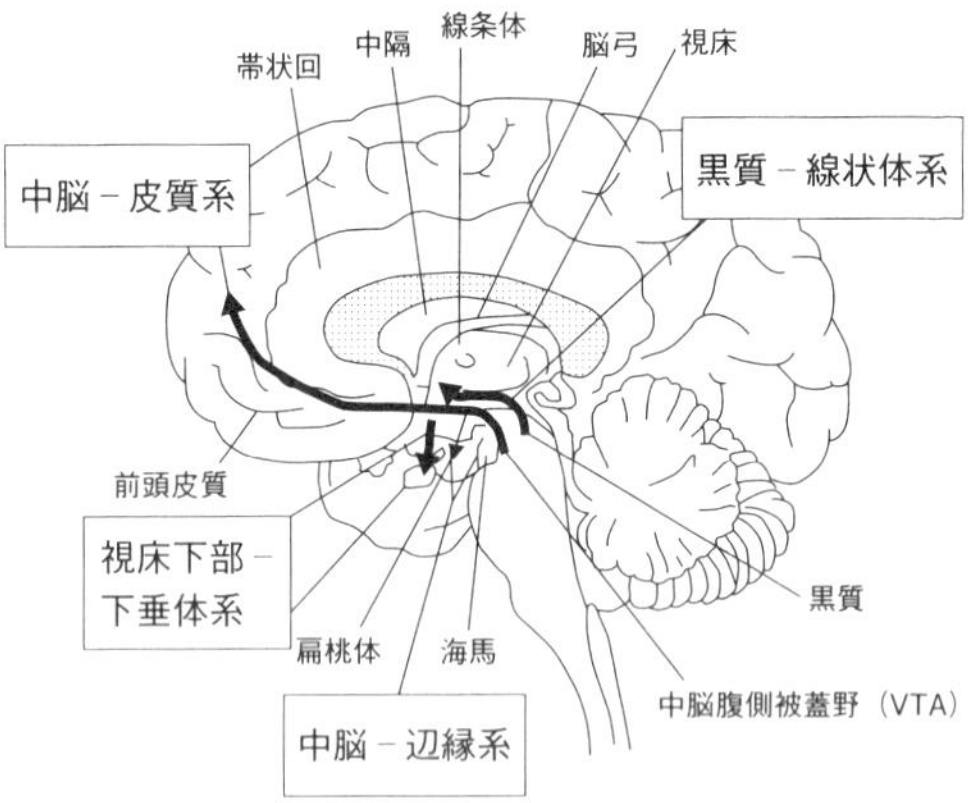

の神経細胞が脱落してしまうことが原因です。一方、中脳の黒質のそばには、ＶＴＡというところがあり、ここには、前頭葉や側坐核という、意欲や報酬に関わる脳部位に線維を送っているドーパミン神経細胞があります。こうした神経細胞の脱落が見られた患者さんは、生前にうつ病をもっていた場合が多かったと報告されており、ドーパミン神経系の異常がうつ病をおこす場合もあると考えられます。

しかし最近では逆に、ドーパミン系の亢進がうつ病と関係しているという仮説もあります。うつ病の動物モデルの一つに、「社会的敗北ストレス」というものがあります。オスのマウスを、自分より大きなマウスと同居させると、けんかがおき、最終的には小さいマウスが負けてしまいます。負けたマウスの一部は、その後、安全な状況でも、もう大きなマウスに近寄らなくなるのですが（これがうつ状態と解釈されています）、そうしたマウスではＶＴＡから側坐核に向かうドーパミン神経系でＢＤＮＦ（脳由来神経栄養因子）が増加し、この神経系の活動が亢進していることが見出されました。亡くなったうつ病の患者さんでもこのモデルマウスと同様に、側坐核のＢＤＮＦが増えていることから、同様のメカニズムが関与していると考えられました。

これらのことから、ドーパミン系が失われることも、過剰になることも、いずれもうつ病に関与すると考えられます。同時にこうした逆方向の仮説が存在するのは、うつ病が一つの病気ではなく、さまざまなタイプのうつ病が存在する証拠でもあるのかもしれません。

ＶＴＡのドーパミン神経は、「報酬」に関係しています。動物実験では、「音が鳴ってからジュースがもらえる」という課題を繰り返すと、最初はジュースという報酬に伴ってドーパミン神経が働きます。ところが、音が鳴るとジュースがもらえるという関係がわかると、今後は音が鳴っただけでドーパミン神経が活動し、音の後にジュースがもらえた時には、もはや活動しません。すなわち、報酬そのものでなく、報酬の予測に関係すると考えられます。さらに、やっと音の意味がわかったところで、今度は音が鳴ったのにジュースが出ない、という状況を作ると、ジュースが出るはずだったタイミングで、ドーパミン神経の活動が抑制されてしまいます。すなわち、報酬の予測と報酬の差（報酬予測誤差）こそがドーパミン神経の活動が意味するところではないか、と考えられます。

こうした基礎研究の結果から、ドーパミン神経が障害されるということは、将来良いことがあると予測できないうつ病のような状態に関係ありそうだ、と推定されるというわけです。

扁桃体とうつ病に特徴的な認知

うつ病の治療法の一つに認知行動療法というものがあります。うつ病に特徴的にみられる「過剰な一般化」や「全てか無か思考」といった考え方を修正し、うつ病を改善していこうとする治療法です。「過剰な一般化」「全てか無か思考」はいずれも、曖昧な現実を、両極端に判断してしまうという考え方です。

そしてこれは、情動そのものの特徴です。

たとえば、目の前にヘビが現れたら、恐怖を感じ、目を見開くなどの生理的反応が出て、同時に迷うことなく逃げます。あるいはそれが友達がヘビのおもちゃでふざけているだけだったら、笑います。

ヘビのようなものが出てきた時（生きるか死ぬかの状況）というのは、恐怖で逃げるか笑うか、という両極端な反応しかなく中間はありません。「これは本当にヘビか？　いやもしかしたらおもちゃでは？」とゆっくり考えていたら、本当のヘビだったら噛まれてしまうからです。このような命に関わるような状況判断を迅速に行うのが情動の役割なのです。

また、そういった時の恐怖は、人間にとって必要なものです。なぜなら恐怖は伝染します。ヘビがいることをいちいち言葉で伝えていたら、その危険性はなかなか伝わりませんが、ヘビに遭遇した人の恐怖の表情を見たり、叫び声を聞いたりするだけで、人は恐怖の情報を受け取り、より短時間に対応することができるのです。

このような恐怖情動に関わるのが、脳の側頭葉の奥にある、扁桃体という場所です。うつ病の患者さんは、恐怖の表情を見た時の扁桃体の活動増加が、健康な人よりも強いと言われています。

認知行動療法の元になっている考え方と合わせて考えると、うつ病では、情動的な情報処理が、認知的な情報処理よりも優位になっているのではないかと考えることができます。実際、扁桃体の活動増加が強い人の方が、認知療法が有効だったという報告もあります。

では、なぜこのような現象がおきてしまうのか。それはまだ解明されていません。

動物実験では、ストレスを与えられたマウスは、前頭葉や海馬など、認知に関わる脳部位の神経細胞の樹状突起にあるスパイン（トゲのような小さな突起）が減少すると言われています。

亡くなったうつ病患者さんの脳でも、前頭葉の樹状突起スパインが減少していることを示唆するデータがあります。そして動物実験では、抗うつ薬は、セロトニンやノルアドレナリンを増加させることを介して、脳由来神経栄養因子（ＢＤＮＦ）を増加させ、ストレスによる前頭葉のスパイン減少を防ぐと報告されています。

ところが逆に扁桃体では、ストレスでスパインが増えるという報告もあります。

なぜ脳部位によって、ストレスに対する神経細胞の反応が異なるのか。それはまだわかっていませんが、私は、こうした変化には適応的な意味があるのではないかと想像しています。いつ捕食者に食われてしまうかしれないようなストレスフルな環境というのは、常に、一瞬で逃げるか戦うかの判断を迫られるような状況です。こういう状況では、じっくり外界の事象を認知して、判断して行動するという余裕はありません。

すなわちストレスフルな環境への適応として、扁桃体優位の情報処理になってしまっている状態がうつ状態ではおきているのではないか、と考えることができるのではないでしょうか。

ただし、うつ病でも中高年の血管性うつ病のような場合、あるいは認知症前駆うつ病の場合のように、ストレスがあまり関係していなさそうな場合もあります。

遺伝環境相互作用

遺伝的要因は弱いながらもうつ病に関係すると考えられています。

しかしこれまでの遺伝子研究では、うつ病の発症に関連する遺伝子は特定されておらず、ゲノム全体の五〇万個もの遺伝子の個人差とうつ病の関係を数千人で調べた研究でも、はっきりした結果が得られていません。

最も有力な、うつ病と関係する遺伝子の個人差の一つは、セロトニントランスポーターの、L型、S型という個人差です（これは、調べ方が難しいために、前述の五〇万個の遺伝子の個人差の研究では、調べられていません）。欧系人では、S型の人はストレスにさらされるとうつ病になるけれども、L型の人ではストレスにさらされても、それほどうつ病にはならないという結果が報告されています。

その他、双極性障害になりやすい遺伝子もうつ病に関係するでしょうし、性格に関わる遺伝子もうつ病に関係するでしょう。ただし、うつ病になりやすい性格といっても、さまざまなパターンがあり、どれもが関係しているということになってしまいます。つまりうつ病は、遺伝要因が関係していないわけではないけれども、「この遺伝子が原因である」と特定できるほど単純な病気ではないということでしょう。

養育環境とストレス反応

養育環境も、うつ病の大きな危険因子の一つです。特に、幼いころに虐待された体験がある人は大人になってからうつ病にかかるリスクが高いことがわかっています。同様の現象は動物実験でも確かめられています。

そのメカニズムの一つとしては、脳内のグルココルチコイド受容体の機能が低下していることが関係しているのではないかと考えられています。

グルココルチコイド受容体というのは、ストレスにさらされた時に放出されるホルモン（コルチゾール）の受容体です。ストレスにさらされると、視床下部からＣＲＨというホルモンが放出され、これが下垂体を刺激して、ＡＣＴＨというホルモンが放出されます。これが腹部にある副腎にはたらいて、コルチゾールを放出させます。

コルチゾールは、身体をストレスに適応させる働きがありますが、その上昇が続くと、ホルモンの病気のところで述べた通りさまざまな弊害が生じるため、元に戻す働き（負のフィードバック）があります。しかしうつ病では、この負のフィードバックが障害されているために、コルチゾールがなかなか止まらない状態になってしまっています。

その原因の一つとして、子どものころに虐待のような強いストレスにさらされたために、大人になってからも、グルココルチコイド受容体の機能が低下していて、ストレス反応が止まりにくくなってしまっているのではないか、と考えられています。

炎症

薬の中では、インターフェロンが最もうつ状態をひきおこしやすいと以前に述べました。このインターフェロンは生体を感染から防御するために分泌される物質です。

実はうつ病の患者さんでも、インターフェロンや、インターロイキン6、TNFαなどのサイトカインとよばれる炎症に関わる物質が上昇していることが知られています。また、CRPという、炎症の検査に普通に用いられている検査法でも、高い値を示します。

炎症とは感染や物理的・化学的な侵害に反応しておきる身体の反応です。風邪を引いた時に、倦怠感が生じ、動けなくなるのは、こうしたサイトカインが関係していると考えられています。

しかしうつ病でなぜこのようなサイトカインが上昇しているのかについてはまだよくわかってい

ません。

インターフェロンやインターロイキン6は、IDO（インドールアミン・2、3−ジオキシゲナーゼ）という酵素を活性化します。セロトニンの元になる物質であるトリプトファンは、TPH（トリプトファンハイドロキシラーゼ）によってセロトニンになる経路と、IDOを介してキヌレニンという物質になる経路があるのですが、炎症がおきていると、セロトニンに行く経路でなく、キヌレニンに行く経路が活性化してしまうわけです。このことによる、セロトニンの減少とキヌレニンの増加が、うつに関係するのではないかと言われています。

風邪による倦怠感とうつ病はイコールではありませんし、すべてが炎症で説明できることはないと思われますが、うつ病の症状の少なくとも一部には、こうした免疫系の問題が関係している可能性が考えられるのです。

6　治療に用いる薬

精神疾患に対して用いられる薬を総称して、向精神薬《こうせいしんやく》とよびます。精神安定剤（トランキライザー）という言葉もありますが、これは正式な用語ではありません。また、「マイナートランキライザー」とか「メジャートランキライザー」という言葉もあり、前者は抗不安薬、後者は抗精神病薬のことを示していますが、いずれも正式な用語ではありません。前者がマイナー、後者がメジャーであるという根拠もなく、使うべきではない言葉です。

うつ病に用いられる可能性のある向精神薬として、抗うつ薬、抗精神病薬、気分安定薬、抗不安薬、睡眠薬などについて説明していきましょう。

抗うつ薬

うつ病の治療に使う薬です。

抗うつ薬にはたくさんの種類がありますが、古いタイプの抗うつ薬と、新しいタイプの抗うつ薬の二つに分けてよいかと思います。

古いタイプの抗うつ薬には三環系抗うつ薬とよばれるものと、四環系とよばれるものなどが含まれます。新しい抗うつ薬の中には主なものとしてSSRI（選択的セロトニン再取り込み阻害薬）というものがあります。そしてもう一つのグループとしてSNRI（セロトニン・ノルアドレナリン再取り込み阻害薬）とよばれているものがあります。これらの抗うつ薬は、セロトニントランスポーター、およびノルアドレナリントランスポーターとよばれる分子に結合することによって作用を発揮します。

その他にNaSSA（ナッサ＝ノルアドレナリン・セロトニン作動性抗うつ薬）と称されるミルタザピンがあります。ミルタザピンは新しい抗うつ薬ですが、その構造は古い抗うつ薬の一種である四環系抗うつ薬とよく似ています。こうした分類は、開発された年代に基づいた便宜的なもので、化学構造や薬理作用に基づく科学的な分類というわけではありません。

セロトニンとノルアドレナリンは、原因の章で述べた通り、いずれも脳幹部にある細胞体から脳の広い領域に線維を送っている細胞がもっている、神経伝達物質のことです。これらの神経伝達物質は、シナプス（神経細胞のつなぎ目）に向けて放出され、働いたあとは、再び取り込まれ、不活性化されます。この再取り込みに関わる蛋白質が、トランスポーターです。このトランスポーターを阻害することによって、シナプスのセロトニンとノルアドレナリンを増やすことが、抗

図3　セロトニン／ノルアドレナリントランスポーターと抗うつ薬

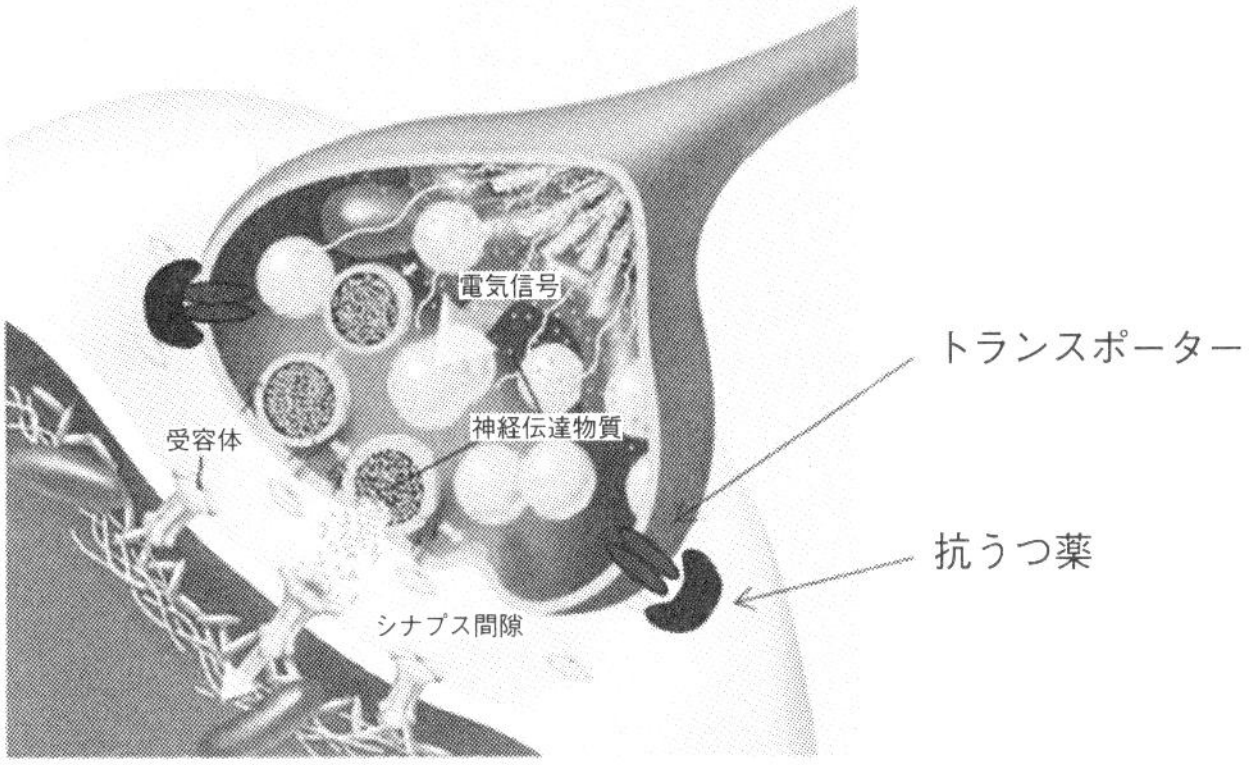

理化学研究所脳科学総合研究センターホームページ（http://www.brain.riken.jp）より改変引用

うつ作用に関わっていると考えられています。

なお、このうちノルアドレナリントランスポーターの方は、前頭葉ではドーパミンも輸送しており、このトランスポーターを阻害する薬は、ノルアドレナリンだけでなく前頭葉のドーパミンも増やします。

つまり現在用いられているすべての抗うつ薬は、神経伝達物質であるセロトニン、ノルアドレナリン、ドーパミンのうちの一つ以上の働きを強める薬です。

ここで申し上げておきたいのは、うつ病はこれらの神経伝達物質が不足することによっておきるとは限らないということです。なぜなら抗うつ薬を飲むと脳内の神経伝達物質はすぐに増えます。それなのに抑うつ気分はなかなか改善せず、抗うつ薬が効き始めるまでには少なくとも一～二週間はかかるのが普通です。つまり抑うつ気分は、これらの神経伝達物質の量によって直接決まっているわけではないのです。

現在では、抗うつ薬を飲むことによってこれらの神経伝達物質が増えた結果、ＢＤＮＦ（脳由来神経栄養因子）という物質が増え、そのことによって神経細胞の形や働きが変化し、そのことによって抑うつ気分が改善しているのではないかと考えられています。

それでは、それぞれの抗うつ薬の特徴について述べていきましょう。

三環系抗うつ薬

古いタイプの三環系抗うつ薬を最初から使うことはめったになく、使用頻度は激減しているのですが、歴史を追って説明した方がわかりやすいと思いますので、古い順に説明していきましょう。

三環系抗うつ薬の中で比較的よく使われるのは、アミトリプチリン（商品名：トリプタノール）、イミプラミン（商品名：トフラニール、イミドール）、クロミプラミン（商品名：アナフラニール）、ノルトリプチリン（商品名：ノリトレン）、アモキサピン（商品名：アモキサン）などです。

最初に発見された三環系抗うつ薬はイミプラミンで、これが現在ある多くの抗うつ薬の原型となったものです。アミトリプチリンは、イミプラミンの構造を少し変えたものです。

クロミプラミンも、イミプラミンに塩素が一つくっついただけのもので、化学的には非常に似ておりそれほど大きな違いはありません。そしてノルトリプチリンは、アミトリプチリンが身体の中で分解されて出来るものです。ですからこれら三環系抗うつ薬はどれも、作用・副作用ともに似ています。

ただしこの中のアモキサピンは、身体の中で分解されると抗精神病薬と同じ成分の物質が体内に作られるというメカニズムがあります。そのために精神病性のうつ病に有効だと言われています。

表9　日本で用いることのできる抗うつ薬（カッコ内は商品名）

三環系	アモキサピン（アモキサン） ノルトリプチリン（ノリトレン） アミトリプチリン（トリプタノール） トリミプラミン（スルモンチール） イミプラミン（イミドール、トフラニール） クロミプラミン（アナフラニール） ドスレピン（プロチアデン） ロフェプラミン（アンプリット）
四環系	マプロチリン（ルジオミール） セチプチリン（テシプール） ミアンセリン（テトラミド）
SSRI	フルボキサミン（デプロメール、ルボックス） パロキセチン（パキシル） セルトラリン（ジェイゾロフト） エスシタロプラム（レクサプロ）
SNRI	ミルナシプラン（トレドミン） デュロキセチン（サインバルタ）
NaSSA	ミルタザピン（リフレックス、レメロン）
その他	トラゾドン（デジレル、レスリン）

これらは、メランコリー型のうつ病、特に中等症から重症の場合に非常に効果を発揮します。証拠は十分ではないのですが、中等症以上の本格的なうつ病においては、ＳＳＲＩよりも三環系抗うつ薬の方が有効なのではないかと考えられています。

しかし三環系抗うつ薬は、有効性が強い一方で、副作用も非常に強いのが特徴です。抗うつ薬の作用のメカニズムとしては、セロトニンおよびノルアドレナリンのトランスポーターを阻害し、シナプスのセロトニン、ノルアドレナリンを増やすことが症状の改善に関係していると思われるわけですが、それとは別に、アセチルコリン受容体というものも阻害する作用があります（これはおそらくは作用には関係していません）。アセチルコリンというのは、いわゆる副交感神経等の自律神経に関係しており、そのため口が渇く、尿が出にくい、便秘になる、血圧が下がる、鎮静作用等といったさまざまな自律神経症状が出てしまいます。

また、三環系抗うつ薬は、双極性障害の人が飲むと、躁転（急激に躁状態に変化すること）や急速交代化（躁状態とうつ状態を短いサイクルで繰り返すこと）をひきおこすなど、経過が悪化してしまうことがわかっています。そのため、双極性障害の人では使うべきではない薬です。ただし、これまでに述べた通り、双極性障害の初めてのうつ状態を完璧に区別する方法はないため、この薬を使うときには、常に躁転の可能性を考えておく必要があります。

その他の古いタイプの抗うつ薬

その他の古いタイプの抗うつ薬として四環系抗うつ薬があります。マプロチリン、ミアンセリン、セチプチリンといったものが含まれます。

これらのうち、マプロチリンは、三環系抗うつ薬の特性をさらに強めようとして作られ、その時に環状構造が一つ増えてしまったので四環系と言われているのです。ですからその特性はほとんど三環系抗うつ薬と変わりないと言ってよいでしょう。

ミアンセリンとセチプチリンの二つは、よく似た構造をもつ化合物です。これらは他の薬の作用機序と少し異なっており、トランスポーターの阻害作用ではなく、受容体の阻害作用を介して間接的にノルアドレナリン、セロトニンを増やすというタイプの薬です（新しいタイプのNaSSAとよばれているミルタザピンという薬も、類似の構造をもち、受容体の遮断作用を介してノルアドレナリンやセロトニンを増やすタイプの薬で、これらの薬と似たタイプと言ってよいでしょう）。

その他にもう一つ、古いタイプの抗うつ薬の中に入っているのが、トラゾドンというタイプの薬です。これはセロトニントランスポーターを阻害する作用と受容体の阻害作用の二つを併せもっているタイプの薬です。

SSRI（選択的セロトニン再取り込み阻害薬）

第二世代の新しい抗うつ薬であるSSRIの中には、フルボキサミン、パロキセチン、セルトラリン、エスシタロプラムの四つが含まれます。

三環系抗うつ薬はみな似たような構造をもっていましたが、ＳＳＲＩのこれら四つの薬は、セロトニンの取り込みを阻害するという点においては一致しているものの、それぞれ別に開発されたものであり、構造的には全く異なっています。

ＳＳＲＩの特徴は、抗うつ作用の他に抗不安作用もあることです。ですから非常に幅広く、さまざまな不安障害にも使われています。副作用としては吐き気等の消化器系の症状が出る場合があります。それから離脱症状、すなわち突然中止することによって出る、不快気分などの症状が現れる場合があるので、減量する場合には注意深くゆっくりと減らす必要があります。ただしこの離脱症状はかなり個人差があるようです。

また二四歳以下、特に一二〜一八歳の人では、服用によって逆に焦燥感等が増えてしまい、自殺のリスクを増やすとも報告されており、注意喚起されています。二五歳以上では、自殺のリスク上昇は認められず、六五歳以上では、むしろリスクの減少が認められています。よって二五歳以上の方には、自殺のリスクを増やすことを心配する必要はありませんが、二四歳以下の場合は、使用することのメリット、デメリットをよく検討する必要があります。

フルボキサミンは、米国で承認されていないために、論文発表は比較的少ないのですが、日本で最初に導入されたＳＳＲＩです。うつ病に加え、強迫性障害・社会不安障害にも保険適用があり、広く使われています。

パロキセチンは、一時は最もよく使われていたＳＳＲＩです。うつ病の他、パニック障害、強迫性障害、社会不安障害、外傷後ストレス障害にも保険適用があります。離脱症状や一八歳未満のうつ病における自殺リスク増加の可能性などから、一時はやや処方頻度が減ったかもしれませんが、その後副作用を減らすため、徐放錠（ＣＲ錠。ゆっくり溶ける製剤）が発売され、広く使われるようになりました。

　エスシタロプラムは、抗うつ薬の中でも有用性が高いとの報告もあり、よく処方される抗うつ薬の一つとなっています。エスシタロプラムとは、海外で用いられていたシタロプラムの中に含まれる物質です。シタロプラムは米国の大規模研究にも第一選択の薬として選ばれていた抗うつ薬で、標準的な薬の一つでした。しかし、この薬の特許が切れてしまったため、シタロプラムに含まれる二種類の物質[10]のうち、セロトニントランスポーター阻害作用をもっている方だけを合成したものを新しい薬として売るようになったのです。それがエスシタロプラムです。

　セルトラリンは、海外の臨床試験で、うつ病に対する有効性が示されています。日本で承認された際の試験では、効果自体は、既存薬（トラゾドン、アミトリプチリン）と差が見られませんでしたが、服薬を継続することによって、再発が抑えられる効果が証明できたので承認されました。うつ病の他、パニック障害にも保険適用があります。

　ＳＳＲＩは、発売当初は妊娠中の服用の危険性があるかどうかははっきりしませんでしたが、最近、妊娠中の服用によって、新生児に異常（遷延性肺高血圧症）が出現する率が、三環系抗うつ薬などの古い抗うつ薬に比べて高いことが明らかになりましたので、服用中は妊娠を控える必要があります。また母乳に移行するため、服用中は授乳を避けた方が良いでしょう。男性の服用が精子を介して子どもに影響するというような報告は、どの薬についてもありません。しかし、性機能障害の副作用が不妊の一因となっている場合もあり、注意が必要です。

なお、前述の通りフルボキサミン、パロキセチンは、「社会不安障害」の適応症ももっています。社会不安障害は、最近では社交不安障害とよばれているもので、人前に出ることに対する不安が強いために、生活に支障が出る精神疾患です。ただし日本人の場合、人前でしゃべったりすることに不安を感じてそういう状況を避けるというのは、よくあることなので、もともとは病気とは思われていませんでした。しかし、これらの抗うつ薬が社会不安障害の適用を取得したために、社会不安障害を啓発する活動が製薬会社によって行われています。もともとは「社会恐怖」とよばれていましたが、「社交不安障害」になって、より抵抗なく受け入れられやすくなった面もあるでしょう。しかし、診断基準に「臨床的に著しい苦痛、または社会的、職業的、または他の重要な領域における機能の障害をひきおこしている」と書かれている通り、苦痛を感じていたり、仕事に差し支えたりしているのでなければ、必ずしも治療する必要はありません。

(10) 光学異性体

シタロプラムに含まれる二種類の物質とは、光学異性体と言って、右手と左手のように、同じ構造をしているけれど、鏡像関係にあるため、重なることはないような二種類の物質です。普通に合成すると、これらの二種類が等量含まれています。ですから、エスシタロプラムとして服用する際には、半分の量ですみますが、効果は倍量のシタロプラムと大きな違いはないと言えます。

その他の新しいタイプの抗うつ薬

その他の新しいタイプの抗うつ薬としてSNRI（セロトニン・ノルアドレナリン再取り込み阻害薬）があります。SNRIの中にはミルナシプランとデュロキセチンが含まれています。

これはセロトニンとノルアドレナリンの両方のトランスポーターに効果があり、三環系抗うつ薬と似ているけれども三環系抗うつ薬のような抗コリン作用が減っているものです。ミルナシプランは日本では最初に登場したSNRIで、適応症はうつ病です。デュロキセチンにはうつ病に加え、糖尿病性神経障害に伴う疼痛の適応症があります。

その他、NaSSAとよばれるミルタザピンがあります。他の多くの抗うつ薬が、セロトニンやノルアドレナリンがシナプスから放出された後、再取り込みされるのを阻害する薬であるのに対して、この薬は、ノルアドレナリンやセロトニンを放出する部分（プレシナプス）にある受容体を阻害することによって、これらの神経伝達を促進するという、異なった作用機序をもっています。また、セロトニン受容体のうち、一部（セロトニン2型受容体など）の作用を遮断することによって、他の受容体（セロトニン1型受容体）を選択的に活性化すると説明されています。このミルタザピンは、効果が現れるのが比較的早く、すべての抗うつ薬の中でも、最も有効性の高いものの一つと考えられています。

最も有名なSSRIはフルオキセチンというものですが、日本ではまだ承認されていません。海外ではその他にも、非定型うつ病に有効とされているモノアミン酸化酵素阻害薬とよばれる抗うつ薬が存在するのですが、これも副作用が強いという理由で現在日本では一種類も承認されておりません。

抗うつ薬は一種類を選んで使い、その薬で効果がなければ他の種類に変えるというやり方が基本です。ただ、ガイドラインにあったように、場合によっては二剤使うことにより、より有効になるのではないかと言われているものもあります。それがミルタザピンです。ミルタザピンは他の抗うつ薬との併用で有効かもしれないと言われ研究されています。

しかし、二剤併用の臨床試験が行われているのはミルタザピンだけで、二剤使うことが特に有効であるとする強い証拠があるわけではありません。

つまり、抗うつ薬を用いる時には、基本的にはどれか一種類を選んで使います。三種類、四種類もの抗うつ薬を同時に飲むということは全く推奨されません。

抗うつ薬の使い分け

どの抗うつ薬がどのようなタイプのうつ病に効く、ということがわかればよいのですが、今のところ、そのようなデータはほとんどありません。昔は、セロトニンに働く抗うつ薬はこういううつ病に効く、というようなことがいろいろ提唱されていたのですが、結局のところこうした仮説は実証されませんでした。

そのため、抗うつ薬は作用で選ぶというよりも、副作用の違いによって選ぶことが多いと言えます。ただ、メランコリー型で、中等症以上のうつ病では、新しいタイプの抗うつ薬よりも、三環系抗うつ薬の方が有効な可能性はありそうです。

海外のさまざまな研究から、最初に使う薬としては、エスシタロプラムやミルタザピンが比較的バランスが取れているのではないかと考えられますが、他の薬との差はそう大きなものではありませんので、結局どの薬を最初に使っても構わないと言えるでしょう。副作用の種類、経済面など、種々の要因を勘案した上で、使う薬を決めることになりますが、医師によって、使い慣れている薬が違う場合もあります。主治医が薬を選んでくれたら、なぜその薬なのかの説明を聞いて、納得できたのなら、その薬を飲むのが良いということになるでしょう。

抗精神病薬

抗精神病薬というと、「精神病」という名前がついているためか、抵抗感をもつ方も多いのですが、現在幅広い精神疾患に使われている薬です。統合失調症をはじめ、双極性障害のうつ状態、躁状態、あるいは予防に対しても広く使われており、一部のうつ病に対しても使われるものがあります。

抗精神病薬の最初の原型は一九五〇年代に発見されたクロルプロマジンです。その後次々と登場した薬が、第一世代の抗精神病薬、あるいは定型抗精神病薬とよばれています。その代表はクロルプロマジン、ハロペリドールといったものです。これらは幻聴や妄想にはある程度の効果がありますが、統合失調症の症状の一部である陰性症状には効かないという問題がありました。

また非常に強い副作用がありました。手足が硬くなってしまうパーキンソン症候群、そわそわして居ても立ってもいられなくなってしまうアカシジア、首が上を向いてしまうジストニアという症状等です。その他にも心臓に対する悪影響等も問題となっていました。

ですから現在、統合失調症や双極性障害で使われる抗精神病薬は、たいていの場合第二世代の薬です。

しかし、第一世代の薬の中で、比較的今でもよく用いられるものもあります。まずハロペリドールです。これは静脈注射で使うことができるので、躁状態や幻覚妄想状態等の興奮状態を急速に鎮静させることが可能なのです。したがって必要が生じた場面では、現在でも使われています。

それから、同じく第一世代の薬であるクロルプロマジン、レボメプロマジンは鎮静作用があるため、ベンゾジアゼピン系睡眠薬に耐性のある不眠に対して使われることがあります。しかし多剤併用につながりやすいので、注意が必要です。

これらのケースを除けば普通は第一世代の重い副作用を減らして開発された、第二世代の抗精神病薬、別名非定型抗精神病薬（リスペリドン、アリピプラゾール、オランザピン、クエチアピンなど）がよく使われています。

第二世代の抗精神病薬では、第一世代にみられたパーキンソン症状の副作用が大きく減りました。[11] しかしアリピプラゾールにはアカシジアの副作用がありますし、リスペリドンの副作用も第一世代の抗精神病薬に近いものがあります。陰性症状に対する効果もある程度ある可能性もありますが、やはり効果は限定的です。第二世代の抗精神病薬の中でも、クロザピンは、他の薬が効かない難治性の統合失調症にも有効なのですが、白血球が減って感染しやすくなるという重い副作用があるため、これらの副作用に対応可能な、「クロザリル適正使用委員会」に登録した医師のいる施設のみで使用することが許可されています。

また第二世代になって新たに出てきた副作用もあります。

オランザピンは体重増加や糖尿病を誘発することが大きな問題です。血糖値が著しく上昇し、糖尿病性ケトアシドーシスという昏睡に至るような重大な副作用となる場合もあるので、服用中は血糖値の測定が欠かせません。またそれほどでなくても、体重増加がしばしば見られ、副作用のために服用できない場合も少なくありません。

第二世代の抗精神病薬は、双極性障害の治療にも使われています。第二世代の抗精神病薬の中で、双極性障害の予防効果、抗躁作用、抗うつ作用があるものとしてはオランザピンがあります。オランザピンは、双極性障害の躁症状、うつ症状の両方に保険適用があります。

またアリピプラゾールも抗躁作用と予防効果があり、双極性障害の躁症状に適応があります。

さらに、アリピプラゾールは、抗うつ薬治療で十分な効果が認められない大うつ病性障害患者を対象とした臨床試験で、併用することでうつ病に有効性を示すことが証明されたことから、他の抗うつ薬で十分な効果が認められなかった場合に限り、うつ病・うつ状態の保険適用があります。

クエチアピンは、双極性障害の予防効果、抗躁作用、抗うつ作用があります。しかし、クエチアピンの保険適用は統合失調症だけです。

リスペリドンも抗躁効果が報告されていますが、保険適用は統合失調症だけです。リスペリドンの持効性注射剤（筋肉注射すると、筋肉の中にとどまりながら少しずつ血中に放出され、数週間作用が続く注射剤のこと）は、双極性障害の再発予防効果があったという小規模な研究があります。

(11) なぜ第二世代抗精神病薬ではパーキンソン症状が減ったのか

パーキンソン症状の副作用が大きく減ったメカニズムに関しては、二つの説があります。一つは第一世代薬と第二世代薬の共通の作用機序であるドーパミンという神経伝達物質のD２受容体とよばれる受容体の阻害作用において、第一世代の薬はこの受容体と薬が非常にしっかりくっついてしまうのに対し、第二世代薬では離れやすいという考えです。

もう一つは、第二世代の薬にはセロトニンの受容体も阻害する効果があり、それによってパーキンソン症状が少なくなるのだ、という考えです。

ここで保険適用という言葉についても説明しておきましょう。保険診療で医師が薬を処方する時、カルテに病名を書いて薬を処方します。そして後日それに基づいてレセプトという書類を作成して保険組合に提出し、保険組合はそれを適正なものかどうかを審査して、審査に通れば医療機関にお金が支払われる仕組みになっています。

この時、カルテに記載する病名と薬の組み合わせは国によって定められています。それが保険適用です。

国が定めた組み合わせ以外の薬は保険適用外です。しかし適用外の薬でも、臨床実績の中で効果があるとされているものがあり、それを使いたい時どうするかが問題です。適用外の薬を使って治療を行い、そのレセプトを保険組合に提出しても、受理されなければ報酬は支払われず病院は赤字になってしまうからです。

自費診療であれば、適用にこだわらず、自由に薬を使うことができるのですが、日本では保険適用外の薬だけを自費診療扱いで処方し、残りの薬は保険診療で処方するという混合診療が認められていません。そのため、保険適用外の薬が一種類でもあると、その他のすべての薬も診療もすべて自費診療になってしまい、患者さんの経済的な負担が大きくなってしまいます。

保険適用外の薬を処方したい時は、その薬の保険適用となっている病名を書けばよいではないか、と思われるかもしれませんが、虚偽の病名を書くわけにはいきません。医師としては患者さんの状況に合致して、なおかつきっちり説明がつくような整合性のあるレセプトを作成して提出することが求められるのです。

ふと自分のカルテを見たら身に覚えのない多数の「××の疑い」という病名が書いてあって不思議に思った経験があるかもしれませんが、それは、検査などを行うにも、いちいち病名が必要だからです。

処方されている薬と保険組合に提出される書類（レセプト）の病名が一致しているかどうかは、医師が判定しています。行った検査、治療、すべてに対して、その理由を説明できるような病名がついていなければレセプトは戻されてしまいます。患者さんに一番良いと思われる薬を保険診療の中で使いたいと考える時、時として工夫が求められる場合があるのです。

気分安定薬

主に双極性障害に使う薬です。

実は気分安定薬という言葉はきちんと定義されておりません。日本の厚生労働省も、アメリカのＦＤＡ（薬の規制、承認などを行っている政府の機関）も、この名称を正式には用いていません。以前にリチウムが気分正常化薬とよばれていたという背景もあるのですが、実際には抗躁効果をもつバルプロ酸の販売を促進する時この言葉が用いられて広まったというのが経緯のようです。

現在ではリチウム、ラモトリギン、バルプロ酸、カルバマゼピンの四つが気分安定薬とよばれることが多くなっています。

双極性障害の再発予防効果は、オランザピン、クエチアピン、アリピプラゾール等の非定型抗精神病薬も同様にもっているのですが、これらは気分安定薬とはよばれません。

ですから気分安定薬を強いて定義しようとすれば、「双極性障害に対し予防効果が示唆されている薬剤のうち、抗精神病薬でないもの」ということになるのかもしれません。

その定義にしたがって、ここではリチウム、ラモトリギン、バルプロ酸、カルバマゼピンについて説明しましょう。

この中で双極性障害の予防効果が確実なのはリチウムとラモトリギンです。バルプロ酸は予防効果がある可能性が示唆されている段階で、カルバマゼピンの予防効果の証拠は、それほど確たるものがありません。

リチウムは天然に存在するミネラルで、それを多く服用することによって、躁やうつの病相を予防する効果があるということが発見され、今でも双極性障害の第一選択薬とされています。また、うつ病で、抗うつ薬に反応しない場合、抗うつ薬と併用する「増強療法」にも有効です。ただし、保険適用は、躁病および躁うつ病の躁状態だけです。

リチウムの作用メカニズムは、細胞内の情報の伝達に関わる二つの酵素、イノシトールモノフォスファターゼ、あるいはＧＳＫ‐３βを阻害することによって効いているのではないか、と言われているのですが、はっきりしたことはまだわかっていません。

この薬は有効な反面、安全域が非常に狭く、中毒になりやすいという問題がありますので、定期的に血中濃度を測りながら服用する必要があります。副作用は手のふるえ、口の渇き、吐き気等いろいろあります。特に手のふるえに関しては通常の血中濃度でもおきることがあり、この薬の大きな問題点の一つです。

最初は一日二、三回に分けて服用しますが、一日一回にした方が多尿の副作用が少なくなると報告されているので、飲みやすさを考えても、症状が安定したら一日一回飲むようにした方が望ましいでしょう。妊娠中の服用によって、子どもに奇形がおきる率が高まることがわかっているので、服用中は妊娠を控える必要があります。また、母乳に移行するため、授乳は避ける必要があります。

リチウムは、躁病、躁状態に対する保険適用があります。しかしながら、維持療法（予防療法）への適用はありません[12]。

ラモトリギンは、もともとは抗てんかん薬です。しかし双極性障害の、特にうつ状態に対する予防効果が発見され、広く使われるようになりました。ラモトリギンによる双極性障害の再発予防効果は、複数の臨床試験で確認されています。躁病、うつ病、両方のエピソードに予防効果がありますが、うつ病エピソードの再発予防効果の方が高いのが特徴です。日本において双極性障害の維持療法の保険適用をもつ薬はこのラモトリギンだけです。

またリチウムとラモトリギンの併用はリチウム単剤よりも有効です。ラモトリギンの最大の問題は、まれながら、全身に重い発疹が出て発熱し、命にも関わるような重症な皮膚障害（スティーブンス・ジョンソン症候群等）がおきる場合があることです。この副作用を予防するには、少量から服用を開始し、ゆっくり増量していくことが重要です。ラモトリギンにより重篤な皮膚症状が現れたケースでは、その多くが定められた増量方法を守っていないようです。特にバルプロ酸と併用する場合は、さらにゆっくりと増量する必要があります（二日に一回一錠から開始）。こうした増量方法を守っていない場合、重い副作用が現れても医薬品副作用被害救済制度[13]の適応を受けられないことになるので注意が必要です。

(12) 双極性障害の第一選択薬であるリチウムになぜ維持療法の適用がないのか

適応を取得するためには製薬会社側が莫大な費用をかけて臨床試験をする必要があります。しかしリチウムは古い薬である上、天然に存在するミネラルであるため特許も取れず、利潤が生まれるような薬ではありません。つまり適応を取得する動機が、製薬会社側にはないのです。その結果、リチウムは双極性障害の第一選択薬であるにもかかわらず、維持療法の適応は取得されていないというわけです。

(13) 医薬品副作用被害救済制度

薬は化学物質ですから、さまざまな作用を生体に及ぼします。私たちは、これをうまく使って薬として使おうとするのですが、どうしても好ましくない作用が出てしまう場合もあります。これが副作用です。

副作用被害救済制度とは、医薬品を適正に使用したにもかかわらず、副作用により健康被害が生じた場合に、医療費等の給付を行って被害者を救済するという制度です。これに必要な費用は製薬会社からの拠出金が基になっています。手続きの詳細は、この制度を担当している、医薬品医療機器総合機構（ＰＭＤＡ）のホームページ（http://www.pmda.go.jp/kenkouhigai）に掲載されています。

この制度の適用を受けるには、医薬品が適正に使用されていたことが条件となります。たとえばリチウムの場合、維持期であっても、二、三カ月に一回を目途として血中濃度を測定すること、と添付文書に書かれているので、リチウムを飲み始めから一度も血中濃度を測っていない、最近何年も測っていない、という場合には、ひどい中毒が現れても制度の適用が受けられません。またラモトリギンの場合も、用法・用量を守っていなかった場合、重い皮膚症状が出ても制度の適用が受けられませんので、注意が必要です。

バルプロ酸も、もとは抗てんかん薬ですが、躁状態に対する有効性が見出され、広く使われるようになりました。しかし双極性障害の予防効果に関しては、証明は十分ではなく、リチウムとの比較でもリチウムの方が予防効果が高かったという研究結果があります。

バルプロ酸は血中濃度がどれくらいになっているのか、飲んだ量からではわかりにくく、ある程度たくさんの錠数を飲んでも血中濃度が上がっていない場合もあるので、血中濃度を測りながら治療をします。一〇〇μg／mlまでの濃度では、血中濃度が高いほどより躁状態に有効という関係があります。副作用としては、吐き気などの消化器系の副作用が多く見られます。まれではありますが、高アンモニア血症にも注意が必要です。双極性障害の維持療法の臨床試験では有効性が証明できていないにもかかわらず、アメリカではこの薬は双極性障害の予防薬としてかなり広く使われているようです。日本でのこの薬の保険適用は、双極性障害の躁症状です。

カルバマゼピンも、もとは抗てんかん薬で、これが躁状態に有効であることが日本で発見され、以来双極性障害に広く使われています。これも副作用としてスティーブンス・ジョンソン症候群が一番大きな問題点としてあげられます。保険適用は、躁病、躁状態です。再発予防に関しても有効な可能性が指摘されていますが、証拠は十分ではありません。

リチウムの注意点

リチウムは非常に使い方が難しい薬なので、さらに詳しく説明しておきましょう。

リチウムは精神疾患に使われる薬の中では非常に古くからある薬で、世界で最初に行われた精神疾患の薬物療法は、おそらく一九世紀末の、ランゲによるうつ病のリチウム療法です。それほど古い薬なのです。

ですからリチウムの維持療法（再発予防）における有効性は、多くの臨床試験で認められており、すでに確立しています。

時代とともにリチウムの有効性が低下しているようにも見えるのですが、これは診断が広がってリチウムが有効でない患者も双極性障害と診断されるようになってきたためと思われます。

また最近の臨床試験では、新薬によって効果がみられた患者さんだけを選んで予防療法の試験に入る場合もあることも理由として考えられます（これをエンリッチメントと言います）[14]。しかしそのような新薬の効果を証明するために最適化された臨床試験でさえ、リチウムの有効性は確認されています。またリチウムには再発予防効果とは別に、自殺予防効果があることも示唆されています。

中毒をおこしやすいことから自殺目的での服用を心配して処方をためらう医師もいるようですが、リチウムは双極性障害におけるすべての原因による死亡を減少させることが報告されており、大量服薬や中毒のリスクを考慮に入れてもなお、生命を救う効果があると言えるでしょう。

しかし副作用は手のふるえ、口の渇き、吐き気、多飲、多尿、甲状腺機能低下等があり、特に手の震えの副作用は大きな問題です。

同時に安全域が非常に狭く、中毒になりやすいという大きな問題があります。リチウム中毒になると、意識障害となり、昏睡状態に陥り、治療しなければ生命にも関わる状態となってしまうため、血液透析が必要となる場合もあるので、そういうことがおこらないよう必ず血中濃度を測定しながら治療を行う必要があります。特に飲み始めは一週間おきくらいに血中濃度を測るようにします。病状が落ち着いている時でも　二、三カ月おきに測らなければなりません。腎機能、甲状腺機能の低下があり得ますので、こういったところも定期的に血液検査を行いチェックする必要があります。

双極性障害は、落ち着いてくると三カ月に一回程度の受診頻度で十分な場合もあり、検査のためにたびたび病院に来てもらうことは、患者さんの負担となる側面もあるのですが、リチウムはもともと、血中濃度測定をしながら使うことを条件として認可された薬なのです。

その他にも、リチウム血中濃度を測定すべき時があります。中毒が疑われた時、リチウムの増量時、再発時、副作用が疑われたり、飲み忘れが増えているような時、身体疾患が疑われる時、相互作用のある薬剤の併用時です。

相互作用がある薬剤としては、消炎鎮痛剤（イブプロフェンなど）や降圧剤（エナラプリル〔商品名：レニベース〕など）、利尿剤（フロセミド〔商品名：ラシックス〕など）等があります。また抗うつ薬との併用の際には、セロトニン症候群とよばれる、手足がぴくぴくとして震え、発熱、発汗が見られるといった状態が現れたという報告もあるので、注意が必要です。

身体疾患としては特に腎機能障害がおこるとリチウムが蓄積してしまう可能性があります。また脱水状態（炎天下で十分な水分補給をせずにスポーツをする等）の場合にも注意が必要です。

血中濃度を測定する時は、本来は、最低の血中濃度の状態（すなわち、次の服薬の直前）に測定することになっています。服薬時間によっては、採血時間を次回服用直前の時間に合わせるのはなかなか難しいのですが、服薬後数時間以内には血中濃度が上昇してしまい、それではせっかく検査しても意味がないので、毎朝服薬している人が朝、検査をする場合には、当日朝の薬をぬいて検査を受ける必要があります。

治療濃度は、通常血中濃度〇・四～一・〇mMの間で行いますが、〇・四～〇・六mMよりは、〇・八〜一・〇mMの方が、より治療効果が高かったという報告がありますので、〇・四〜〇・六mMで効果が得られない時は、〇・八〜一・〇mMまで増量する価値があります。

リチウムを急に中止すると再発しやすくなるので、服薬を中断する場合には、必ずゆっくりやめなければなりません。

(14) エンリッチメント

新薬の承認を申請するための臨床試験では、新薬が最大限の効果を発揮するように、臨床試験の方法を工夫します。たとえば、最初に新薬を投与して、改善した人だけをその後の維持療法の試験に組み入れるという形で、新薬が有効そうな患者さんだけで臨床試験を行うのです。それがエンリッチメントです。こうした試験では、プラセボ(偽薬)に加え、古くから用いられているリチウムが比較対照群として用いられる場合があるのですが、このように新薬の効果を検証するために最適化された試験では、リチウムがその実力を発揮できるとは限りません。

このような臨床試験の行い方は、一見恣意的なようにも見えますが、臨床試験とは、それまでさまざまな研究から効果があることが確実視されている薬を世に出すために、社運を賭けて効果を証明するためのものです。新薬が効果を発揮するために最大限の工夫をするのは当然のことと言えましょう。

一方、こうした臨床試験を行う代わりに、医師や市民の署名運動によって、臨床試験なしに保険適用を獲得したケースもあります。あるいは、医師に対するマーケティング(宣伝)によって、適用外処方(保険適用がない薬の使い方)を奨励するという、違法すれすれ、ないし違法なやり方もしばしば行われてきました。また最近では、高血圧の薬の臨床試験データが捏造され、宣伝に利用されていたことが社会問題となっています。こうしたやり方と比べると、臨床試験で差が出るように対象患者を工夫して選ぶことは、むしろ正攻法のやり方と言ってよいと思います。注意すべきは、こうした臨床試験の結果を解釈する側なのです。

抗不安薬

抗不安薬のほとんどはベンゾジアゼピン系とよばれる薬剤です。このベンゾジアゼピン系抗不安薬は抑制性の神経伝達物質であるギャバ（ＧＡＢＡ＝ガンマアミノ酪酸）の受容体と結合することによって、神経細胞を抑制する働きをもっています。

抗不安薬というのは、抗不安作用、催眠作用、筋弛緩作用をもっており、そのそれぞれの強さによって使い分けられています。

抗不安薬は日常診療において汎用、あるいは場合によっては過剰に使用されています。ベンゾジアゼピン系抗不安薬が不安症状に対して強力な効果をもっていることに疑いはないのですが、抗不安薬でなければ治せない病気があるのかどうかははっきりしません。不安障害の第一選択薬も、現在では抗不安薬ではなく抗うつ薬です。

また抗不安薬は、うつ病に対する抗うつ作用をもっておりません。抗うつ薬が効き始めるまでの数週間をしのぐためにはある程度有用と考えられる場合があるのですが、抗うつ薬が効き始めたら、減らした方がよいでしょう。

双極性障害の維持療法においても、抗不安薬を長期に服用することは、むしろ経過を悪化させるという報告もあり、やはり長期に使うべきではありません。

なぜこれほどまでにベンゾジアゼピンの使用に慎重にならなければならないかというと、ベンゾジアゼピン系の抗不安薬は、依存、乱用のリスクがあるからです。ベンゾジアゼピン系の抗不安薬は、中枢神経を抑制する働きがある点でアルコールにも似たところがあり、急にやめると離脱症状がおきてしまいます。そしてそのために薬をやめにくくなってしまうという問題があるのです。使用の際にはその点を十分に配慮しなければなりません。

ベンゾジアゼピン系の抗不安薬は抗不安作用、催眠作用、筋弛緩作用、抗けいれん作用の強さと、作用時間によって使い分けることが行われています。

作用時間による使い分けについてですが、これは短時間作用型のものから長時間作用型のものまであります。

特に短時間作用型のものは、効き目の切れ味は良いのですが、逆に薬をやめにくい（依存がおこりやすい）という問題があるので注意が必要です。

短時間作用型のものとしては、エチゾラム（商品名：デパス）、中時間作用型のものとしては、アルプラゾラム（商品名：ソラナックス）、長時間作用型のものとしては、ロフラゼプ酸エチル（商品名：メイラックス）などが代表的なものとしてあげられます。

表10　主なベンゾジアゼピンの作用時間

一般名	商品名	作用時間	力価
エチゾラム	デパス	短期（6時間以内）	高力価
クロチアゼパム	リーゼ		低力価
ロラゼパム	ワイパックス	中期（12～24時間以内）	高力価
アルプラゾラム	コンスタン ソラナックス		
フルジアゼパム	エリスパン	長期（24時間以上）	高力価
ブロマゼパム	レキソタン		中力価
メキサゾラム	メレックス		高力価
ジアゼパム	セルシン ホリゾン		中力価
クロキサゾラム	セパゾン		中力価
メダゼパム	レスミット		低力価
ロフラゼプ酸エチル	メイラックス	超長期（90時間以上）	高力価
トフィソパム	グランダキシン		低力価

樋口輝彦・小山司監修・神庭重信・大森哲郎・加藤忠史編『臨床精神薬理ハンドブック第2版』医学書院、2009年より引用［一部改変］

短時間作用型のものが一番依存がおきやすいので、なるべく長時間作用型のものを上手く使いこなすのがよいのですが、長時間作用型のものがすべての場合に良いかというと、そういうわけではありません。

長時間作用型の薬は長い間身体にとどまるので、肝臓、腎臓の機能が低下している人や高齢者は、より長期にとどまりやすくなり、薬が身体に蓄積してしまうことがあります。そのために眠気、ふらつき、めまいといったベンゾジアゼピン系の抗不安薬の副作用が強く出る場合があるので注意が必要です。それぞれの薬の特性をよく知った上で、ケースバイケースで使い分けていくことが求められます。

睡眠薬を使う前に

睡眠薬は対症療法のようなもので、基本は不眠の原因となっている病気を治すことです。うつ病の場合はうつ病を治すことによって不眠が治れば睡眠薬はやめます。

睡眠薬を使う前には、その睡眠障害が本当に薬を使うべきものなのかどうかを検討することが大切です。

不眠を訴えている人の中には睡眠時間にこだわり過ぎているケースもみられます。（必要な睡眠時間には個人差があるのですが）八時間眠れていないと気にされていたり、実際には眠れているのに睡眠不足を心配している方もいらっしゃいます。不眠によって昼間に眠気が出て生活に支障をきたしている場合には治療する必要がありますが、そういうことがなければ、眠れていない感じがあったとしても治療の必要はない場合もあります。不眠の治療を始める前に、まずその必要があるかどうかを検討した方がよいでしょう。

眠りを阻害する要因の確認

不眠の原因がうつ病ではない場合、不眠は睡眠薬によって改善するどころか逆に悪くなる場合もあります。

その一つは睡眠時無呼吸症候群です。うつ病はしばしば睡眠時無呼吸症候群という病気を合併しています。これは首の周りの空気の通る道、気道が圧迫されてしまうことなどによって酸素が低下して目を覚ましてしまうことを一晩中繰り返して眠れない病気で、こうしたケースでは、睡眠薬を飲むことはむしろ危険です。ですから睡眠薬を飲んでもらう前に、睡眠時無呼吸症候群を合併していないかどうかを確かめることは、非常に重要なことです。睡眠時無呼吸症候群が疑われるのは、太っている人、いびきが多い人、血液検査でヘモグロビンの値が高い人（低酸素状態を繰り返しているために、代償的に血液中のヘモグロビンが増えている）等です。この病気を合併している人には睡眠薬を使うべきではありません。

また不眠をおこす病気として気を付けなければいけないのが、むずむず足症候群です。これは夜中に足がむずむずする不快感により目が覚めてしまうというものです。この場合にはクロナゼパムという薬が有効であるとされているので、自覚症状がある場合にはそのことを主治医にしっかりと伝え、対処してもらうとよいでしょう。

毎日少しずつ寝る時間が遅れていくタイプの概日《がいじつ》リズム障害による不眠もあります。そのような特殊なタイプの不眠の場合には、光療法やメラトニンなどが有効と考えられており、特別な対処が必要になります。一定の不眠パターンがみられるような場合は主治医によく相談して、必要とあれば睡眠障害の専門医に紹介してもらうとよいでしょう。

眠りを阻害する要因として、うつ病そのものの他に、日中からコーヒー・紅茶等でカフェインを摂っていることや、アルコールを摂取していることも考えられます。お酒は眠れると思って飲む人もいらっしゃいますが、主成分であるエタノールが分解されてできるアセトアルデヒドという物質は、むしろ覚醒作用があるので、眠る前にお酒を飲むと、途中で目が覚めることもあります。お酒も不眠の原因になるのです。

また風邪薬、頭痛薬、栄養ドリンクなど、市販の薬の中にもカフェインが含まれているものがかなりたくさんあります。こういったものが不眠の原因となっている場合もありますし、タバコも不眠にはよくないと言われています。睡眠薬を服用する前に、まずこうしたものをやめて様子をみた方がよいでしょう。

睡眠薬

ベンゾジアゼピン系抗不安薬の中でも特に催眠作用が強いタイプの薬が、睡眠薬として広く使われています。その場合も作用時間によってその区分けがなされており、短時間作用型のものから長時間作用型のものまであります。睡眠薬として使われているものも、やはり短時間作用型のものが依存や乱用がおきやすいので、なるべく中時間あるいは長時間作用型のものを使います。

超短時間型のものとして有名なのがトリアゾラム（商品名：ハルシオン）ですが、依存、乱用、もうろう状態で行動してしまい、そのことを覚えていないという健忘の副作用があるので、昨今ではあまり使われなくなっています。

そのかわりに、短時間作用型で、類似の作用をもつゾピクロン（商品名：アモバン）〈シクロピロロン系〉、ゾルピデム（商品名：マイスリー）〈イミダゾピリジン系〉といった非ベンゾジアゼピン系の薬の方がよく使われています。

中時間作用型とされているものは、フルニトラゼパム（商品名：ロヒプノール）などがあります。

ベンゾジアゼピン系の睡眠薬の副作用

ベンゾジアゼピン系の睡眠薬の副作用に関して、もう少し詳しく述べたいと思います。副作用の一つとしては翌日への持ち越し効果のようなものがあります。何しろ睡眠薬ですから場合によっては翌日にまで眠気、ふらつきが残ってしまうのです。肝臓や腎臓の問題で薬の排泄や分解が悪くなっている人、分解が低下している高齢者には、特にそのような問題がおこりやすいので注

表11　睡眠薬の作用時間

一般名	商品名	作用時間	半減期
トリアゾラム	ハルシオン	超短時間	3－4時間
リルマザホン	リスミー	短時間	10－11時間
ロルメタゼパム	ロラメット	短時間	10－11時間
ニトラゼパム	ベンザリン	中間	18－38時間
エスタゾラム	ユーロジン	中間	18－28時間
ニメタゼパム	エリミン	中間	20－21時間
フルニトラゼパム	ロヒプノール	中間	15－20時間
フルラゼパム	ダルメート	長時間	47－108時間
ハロキサゾラム	ソメリン	長時間	42－123時間
クアゼパム	ドラール	長時間	39－73時間
ブロチゾラム	レンドルミン	短時間	6－8時間
ゾピクロン	アモバン	超短時間	4－9時間
ゾルピデム	マイスリー	超短時間	2－3時間
エスゾピクロン	ルネスタ	超短時間	約5時間

樋口輝彦・小山司監修・神庭重信・大森哲郎・加藤忠史編『臨床精神薬理ハンドブック第2版』医学書院、2009年より引用［抜粋、一部改変］

意が必要です。

それから健忘がおきる場合があります。人によってお酒を飲んだ翌日に、前日のことを覚えていないことがありますが、それと同じように、この睡眠薬を飲んだ前後のことが思い出せないということがおこり得ます。筋弛緩作用もあるので、ふらついたり転んだりすることもあります。またベンゾジアゼピン系の睡眠薬を飲んだことによって、逆に興奮したような状態（奇異反応とよばれています）をおこす場合があります。特にお酒と一緒にこの睡眠薬を飲むと、こういった問題がおきる可能性がさらに増えます。

さらに反跳性不眠があります。この睡眠薬を飲んで眠ることができている状態から突然服用を中断すると、強い不眠が現れる場合があるのです。このことを知らずにいると、「やはり自分はひどい不眠で、まだ薬はやめられない」としか思えないわけですが、これは実は薬をやめたことによる不眠です。何週間もかけてゆっくり少しずつ薬を減量していけば、この反跳性不眠をおこさずに服用をやめていくことができます。

その他の睡眠薬と不眠治療

最近、こうした強い副作用をもつベンゾジアゼピン系睡眠薬とは全く別の作用機序をもつ睡眠薬として、ラメルテオン（商品名：ロゼレム）という薬が登場しています。

メラトニンという物質はもともと生体内にある物質で、セロトニンから作られ夜間に分泌されるもので、睡眠薬としての効果があり、米国ではドラッグストアでも売られています。日本ではメラトニンは売られていませんが、このメラトニンの受容体に働く薬として発売されたのがラメルテオンです。この薬はベンゾジアゼピンのような依存、乱用の心配のない睡眠薬として期待されています。

不眠に対しては、睡眠薬の他にも、認知行動療法が有効だと考えられています。たとえば、眠れなくなったら、いっそのこと布団から出て、眠気が出てからベッドに戻るようにするという「刺激制御法」とよばれる方法があります。これは、いつもベッドで眠れないでいるために、寝床＝眠れないという条件づけがおきており、そのためにますます眠れないのだという考えに基づいています。

なお、ベンゾジアゼピン系よりもさらに古い薬である、バルビツール酸系の薬を含む睡眠薬（商品名：ベゲタミンA、ベゲタミンB、ラボナ、イソミタールなど）は、現代では全く使う必要がないものです。これらは依存、乱用の危険が高いだけでなく、大量に服用することによって、呼吸抑制をきたし、生命にも関わる事態を招く恐れがあります。新しい睡眠薬が登場している時代にあって、このような薬を睡眠薬として使う理由はありません。

精神刺激薬

精神刺激薬、もしくは中枢刺激薬とよばれる薬は、ＡＤ／ＨＤ（注意欠陥／多動性障害）に対して使われます。注意欠陥／多動性障害というのは、七歳以前から学校や家庭等さまざまな場面で、落ち着きがない、衝動的という症状がみられ、そのために学校生活、勉強や友達との関係等が障害されてしまうものです。こうしたケースでは、この精神刺激薬であるメチルフェニデート（商品名：コンサータ）を使うことによって集中ができるようになり、学校の教室でも落ち着いて授業に参加できるようになります。しかしこの中枢刺激薬は、実はいわゆる覚醒剤とよばれるアンフェタミンと非常に近い作用をもっています。覚醒剤は乱用の問題があるので、子どもにこの薬を使用する場合にも同様の問題が危惧されるところもあるのですが、子どもには比較的、乱用、依存という問題はおこりにくいと言われている上、現在使われているコンサータという錠剤は、ゆっくり放出されるように工夫された製剤であるため、こうした問題がおこりにくいと考えられています。

最近では、成人期のＡＤ／ＨＤに対して、アトモキセチン（商品名：ストラテラ）という精神刺激薬ではないタイプの薬が用いられるようになっています。これはノルアドレナリンの再取り込み阻害薬で、乱用の問題がないというメリットがあります。

その他、中枢刺激薬は、昼間緊張するような場面でも突然寝てしまうナルコレプシーという病気に対しても使われます。

しかしうつ病では、こういった精神刺激薬を使う必要は全くありません。うつ病で特に乱用されかねない中枢刺激薬は、メチルフェニデート（商品名：リタリン）です。大人がこれを使った場合、乱用、依存が大きな問題になります。メチルフェニデートは先述の通り覚醒剤に近いものなので、飲んだ瞬間は気分がよくなる気がしますが、その効果が切れると、当然うつに戻ります。そこでまた飲む、ということを繰り返すうちにやめられなくなり、量も増えてくるというサイクルにはまってしまう危険があるのです。よってうつ病ではこの薬を使うべきではありません。

メチルフェニデートは、以前うつ病の保険適用となっており、それを利用して、うつ病に対してむやみにこれを処方していたクリニックがあり大問題となりました。現在では、この薬の保険適用はナルコレプシーだけとなっており、こうした問題処方をするクリニックは、ほとんどなくなっていると思われます。

漢方薬

漢方薬というのは中国の伝統的な治療法に使われてきたもので、葛根、ショウガといったさまざまな生薬の成分を含むものです。

漢方で治したいと希望される方はよくいらっしゃいます。しかし漢方薬を精神疾患に使って有効だったという大規模な研究は少ないのです。

これまで述べてきた薬はすべて、臨床試験の結果、有効だったという証拠を得てから販売されているものです。しかし漢方薬の有効性については、その証拠は不十分です。漢方薬は、一九七六年に、無審査で保険適用が認められました。すなわち、他の薬は臨床試験を行って有効性を証明しないと承認されないのですが、漢方だけは、臨床試験なしに承認されているのです。その後何度か、漢方の保険適用をやめるべきだという動きがあり、最近では民主党政権の「事業仕分け」でも漢方を保険適用外とすることが検討されましたが、日本東洋医学会等の反対にあい、保険適用は継続されることになりました。

もちろん今でも漢方薬が精神疾患に有効なのではないか、とさまざまな研究が行われており、もしかしたら今後有望な有効成分が見出される可能性もありますが、現時点で確実な作用が期待できるものはありません。

漢方以外の薬は、臨床試験で有効性が証明できなければ売ってはいけないし、保険適用も認められないことになっています。製薬会社は大変な苦労をして開発した薬に巨額の資金を投じて臨床試験を行い、有効性が証明できれば販売できるわけですが、無効だとされれば涙をのんで諦めるという状況で切磋琢磨しています。

そうした中で漢方薬は、そのようなプロセスが全くないままに、中国四千年の歴史ということで使われています。このように臨床試験を経ていない薬が、保険診療の中で認められているのは不思議なことでもあります。

そのため普通の医師がうつ病の治療で漢方薬を積極的に使うことはありませんし、治療ガイドラインの中でも、漢方薬は全く位置づけられておりません。

現在の薬の問題点

精神疾患の症状というのは、本当に壮絶な辛さです。精神疾患の症状による言動で人生が危機にさらされるようなこともあります。だからこそ患者さんは薬を飲んで治療をするわけですが、現在の精神疾患の治療薬には、多くの問題が残されています。

抗うつ薬の有効率は六〇~七〇パーセントにとどまっています。寛解率となると、さらに低く、三〇パーセント程度とも言われています。つまり効果が十分ではありません。さらに、いったん症状が改善しても、抗うつ薬の服用を続けた方がよいとされていますが、その期間が判然としていません。以前は、治ってから半年は続けるべきだと言われていましたが、最近では、一年は続けた方が良いと言われていますし、二、三年続けた方が良いという意見もあります。

また多くの副作用もあります。古い三環系抗うつ薬には、瞳孔が開いてまぶしく感じられたり、尿が出にくくなったり、立ちくらみがしたり、口が渇いたりするような重い副作用がありました。この副作用を改善したＳＳＲＩにも、嘔気や、急に中止した時に生じる強い不快気分や手足に電気が走るような感じを伴う中止後発現症状など、さまざまな副作用があります。

さらにほとんどの向精神薬は、服用中は車の運転を避けなければならないとされており、これは大変不便なことです。

こうした向精神薬の副作用をとらえ、精神科医療全体を強く批判する人たちもいます。そうした人たちは「薬をやめるべき」とする他、運動するといったごく一般的なことで精神疾患の症状に対処するよう提唱しているようです。

しかし我々人類はこれまで、精神疾患に対し、さまざまに試行錯誤を積み重ね、その中では、ありとあらゆる対処法が試されてきました。それでも精神疾患は治せなかったのです。

そして患者さんは現在も強い副作用を承知しつつも、向精神薬を飲んでいます。精神疾患の薬がこのままでよいとは誰も考えていないわけですが、それ以外の方法がないのです。よく効き、副作用のない新薬が開発され、精神疾患の患者さんをその苦しみから解放するということは、当事者、医療関係者、そしてあらゆる主張をする人たちみなが望んでいることと言ってよいでしょう。しかし非常に残念ながら、向精神薬の新薬開発はいま、ほとんど動きがない状態にあります。

新薬の臨床試験の困難

最初に見つかった抗うつ薬の一つは、三環系抗うつ薬イミプラミンでした。そしてこの薬のもつセロトニンを増やす作用だけをもたせれば、より有効な薬ができると考えられ開発されたのがSSRIなど新しい抗うつ薬です。これらは確かに副作用は減少したものの、残念ながら有効性が高まったとは言えませんでした。

そしてその後五〇年、現在に至るまでに開発された抗うつ薬は、すべてこのイミプラミンと同様の、セロトニンやノルアドレナリンを増やす薬ばかりです。

もっと斬新な作用機序をもつ薬も開発が試みられてきたのですが、臨床試験で有効性が認められたものは一つもなく、結局、開発に成功した新しい作用の薬はありませんでした。

同時に最近、臨床試験を行うにあたり、プラセボ（偽薬）に対する反応が増加してきていることが、製薬会社の頭を悩ませています。その原因としては、そもそも臨床試験の対象となるうつ病の人の診断が、面接のみに基づいて行われているため、本来臨床試験の対象にはならない、偽薬でも治ってしまうような人が、うつ病の患者さんとして含まれてしまっていることが考えられます。今後新薬を開発するには、臨床試験を計画する前に検査法を開発し、面接による診断ではなく、検査によって、本当にその薬の有効性が期待されるような患者さんを選ぶようにしなければならないのです。しかしその検査法は、精神疾患の原因が解明されなければ開発することはできません。つまり、新薬を開発するためには、精神疾患の原因を解明することが必要なのです。

ところが、精神疾患の原因解明研究は非常に難しく、順調に進んでいるとは言えません。こういったことから、新薬開発はほとんど進んでいないのです。しかし精神疾患をこのままにしておいてはいけないというのは社会全体の認識となりつつあります。本当に治る薬の開発を目指し、多くの研究者が日夜努力を続けています（それを実現するためにはどうしたらよいかは、『岐路に立つ精神医学』という本で詳しく述べた通りです）。

7　修正電気けいれん療法など

修正電気けいれん療法

修正電気けいれん療法（ｍＥＣＴ）とは、向精神薬よりも歴史の古い治療法である電気けいれん療法（ＥＣＴ）を、安全かつ安心に用いることができるように改良したものです。ＥＣＴは、一九三四年頃にその効果が発見され、向精神薬の発見まで多用され、安全性の担保が十分でないままに濫用された経緯もあって、一時すたれていました。しかし、うつ病に対する効果は明らかであるため、より安全で安心に行えるようにさまざまな修正が加えられたｍＥＣＴとして生まれ変わり、現在はうつ病の治療法の柱の一つとして確立しています。

安全性、安心を高めるための工夫としては、麻酔下に行うこと、筋弛緩薬を使用することにより、けいれんがおきないようにすること、麻酔科医師による呼吸循環管理の下に行うこと、脳波を測定しながら行うことで確実に効果を上げること、パルス波とよばれる短い電流を流すことによって、記憶障害などの副作用を最小限にすること、よく説明してご納得いただいた上で行うこと（インフォームドコンセント）などがあります。

ｍＥＣＴは、妄想、自殺念慮、焦燥を伴う場合、緊張病性の特徴を伴う場合などの重症のうつ病などには、積極的に検討してよい治療法です。また重症でなくても、なかなか良くならない場合には最後の手段として検討すべきでしょう。

うつ病におけるｍＥＣＴ治療は、研究の結果、薬物療法より有意に有効であることが確認されています。双極性障害については、うつ状態、躁状態の両方に用いられますが、うつ病ほど十分なデータがありません。

以前は、脳の片側だけに通電することにより副作用を軽減する方法も検討されましたが、両側に通電した方が有効性が高いことから、通常は両側への通電を行います。

通常は、この治療を週二、三回、計五〜一二回繰り返すのを一クールとして行います。その結果、抗うつ薬では三カ月くらいかかるところを、一カ月ぐらいで治療できる場合もあります。

とはいえ、副作用もあります。ｍＥＣＴの主な問題点としては、記憶障害が生じる場合があることです。施行直前の記憶が失われるのは普通に見られることですが、その他に、新しいことを覚えることが難しくなったり、昔のことを忘れてしまったり、さまざまな記憶障害が見られる場合があります。新しいことが覚えられないという記憶の障害は、通常は一カ月程度、昔のことを忘れるという副作用も数カ月以内に回復するのですが、まれに長く続く場合もあります。その他、麻酔をかけますので、それに関連した事故（心停止、筋弛緩薬により高熱が出る等）の可能性もあります。また、不整脈や頭痛、発熱といった副作用が見られる場合もあります。

作用メカニズムとしては、ドーパミンを増加させる作用、脳由来神経栄養因子（ＢＤＮＦ）やＶＥＧＦ（血管内皮増殖因子）を上昇させることによって、神経細胞の突起を伸ばしたり、新しくできる神経細胞を増やしたりする作用、けいれんがおきることによって、逆にけいれんがおきにくいように神経細胞の興奮性が低下するという代償的な変化を脳内におこさせることなどが関係すると考えられています。

ｍＥＣＴを行うときは、麻酔科医による事前の診察や必要な検査によって、麻酔の危険性などのチェックを行い、ｍＥＣＴの効果を失わせるような薬（抗てんかん薬）やＥＣＴによって危険性が高まる可能性のある薬を整理した上で行います。

ｍＥＣＴの最大の問題点は、いったんよくなっても、再発する場合があることです。特に、抗うつ薬で治らなかったためにｍＥＣＴを行った場合、抗うつ薬では再発が防げないのではないか、と懸念されます。

そのため、ｍＥＣＴを月一回程度行う維持ｍＥＣＴも提案されていますが、まだ研究が少なく、専門家の間でもどのように行うべきか、一致した考えに至っていません。

反復性経頭蓋磁気刺激（rTMS）

反復性経頭蓋磁気刺激（ｒＴＭＳ）とは、コイルを頭にあて、急速に変化する磁場を与えることで、脳の中に電流を流すことを繰り返す治療法です。ｍＥＣＴのように、脳内にけいれんが生じないために、意識を失わない点が大きな違いです。

ｒＴＭＳがうつ病に有効であることは、多くの研究により確認されているのですが、その効果はｍＥＣＴには劣ります。副作用としては、頭痛、頭皮痛、自発性けいれんなどが見られる場合があります。右前頭葉へのｒＴＭＳが躁状態に有効という報告もあります。

このｒＴＭＳは、現在承認されておらず、まだ研究の段階にあるものです。しかし、医療器具として正式の承認を受けないまま、研究用として装置を輸入して、高額の治療費を自費診療で請求する形で行っているクリニックもあるようです。

テレビなどで紹介され、画期的な治療法というイメージをもたれた方もおられるかもしれませんが、効果がｍＥＣＴに劣るにもかかわらず、ｍＥＣＴよりコストが高い現状では、積極的に検討すべき治療法とは言えません。

光療法

冬季にうつ状態となる季節性うつ病に有効な治療法で、朝六時から八時くらいの二時間程度明るい蛍光灯を多数設置した装置の前に座るというもので、専用の光療法装置が必要となります。保険適用は認められていませんが、光療法に使用できるような装置が健康用具として数万円程度で市販されています。

脳深部刺激（DBS）

脳深部刺激（DBS）とは、手術で脳の中の特定の部位に電極を埋め込み、電気的に刺激することによって、神経症状を改善させる治療法です。保険適用は振戦、パーキンソン病の運動障害、ジストニアです。

薬物療法が登場する以前、うつ病は前頭葉と扁桃体の過剰な連絡によっておきるという仮説があり、それを元に、前頭葉白質切截術（通称ロボトミー）が行われていました。その後、術式の改良が加えられ、可逆的に機能を調整する方が良いということで、このDBSが用いられるようになったのですが、こうした外科的な手法による精神疾患の治療法は、薬物療法の登場に伴って、すたれていきました。

最近でも、うつ病に対するDBSの効果を調べた海外の研究報告がいくつかありますが、薬物療法やmECTのようにしっかりした研究はなく、その効果は証明されたとは言えません。また電極を埋めこみ電気的に刺激する部位も、いろいろな場所が検討されている段階です。最近試みられ、効果があるのではとされているのは、内側前脳束という部位です。しかしこの場所は、ラットでは脳内自己刺激（レバーを押すと電気刺激が与えられるようにすると、餌も食べずに押し続けるという現象）が生じる場所なので、依存などの問題も懸念されるところです。

ＤＢＳが将来、うつ病治療の突破口になる可能性もありますが、うつ病の原因解明をもう少し進めてからの方が安全ではないかと思います。

8　双極性障害の診療

うつ病の人が双極性障害という病気を知っておくことの必要性

次に双極性障害のことについて述べていきたいと思います。

うつ病の本なのに、なぜ双極性障害のことを詳しくとりあげるのかと言いますと、これまで何度か述べてきたように、うつを訴えて受診される人の中には、これから双極性障害に発展する可能性がある人（双極スペクトラム）や、過去に躁や軽躁の既往があったとしてもそれに気づくことなく、うつ病だと思って受診している人が、一定の割合でいらっしゃるからです。

「うつ病はうつ状態だけがおこり、双極性障害は躁・軽躁状態とうつ状態が繰り返しおこる」。

こう書くと両者を区別するのは至極簡単そうです。

けれども躁・軽躁状態の時というのは、以前とはまるで別人のようになってしまっても、本人には自分が変わったという自覚は全くありません。

家族や周囲の人も、本人の変わりように「いったいどうしたのだろうか」「実はこういう人だったのか」と唖然とするばかりで、そうした変化が病気によるものだと気づいてくれる人は、なかなかいないものです。

また病気だと気づいて受診を勧めてくれる人がいたとしても、躁状態の人が素直に受診するようなことは、滅多にありません。つまり、双極性障害の人が自分から受診されるのは、普通はうつ状態になった時です。当然ご本人はうつ病を患っているという自覚で受診しています。現在の精神科の診断は、面接によってなされていますので、この時の医師とのやりとりで、躁・軽躁状態の既往がうまく伝わらなければ、双極性障害はうつ病と診断され、抗うつ薬による治療が始まるのです。

しかし、抗うつ薬には双極性障害の予防効果はない上、躁転をひきおこす可能性がありますから、その人はやがて躁状態になってしまいます。

うつ状態も辛いものですが、双極性障害の躁状態は、自分の築いてきた社会的基盤、仕事、友達、家庭といったものを、自分自身で破壊してしまうリスクを伴うものです。つまり、躁状態は人生の危機、と言っても過言ではないのです。さらに、躁状態の後は、再びうつ状態となり、適切な治療が行われないと躁状態、うつ状態を何度も繰り返すことになってしまいます。

けれども双極性障害は治療方法がすでに確立しています。早い段階で適切に治療をすれば、そういったリスクを回避しながら病気の前と変わらない人生を送ることは十分に可能です。そのように双極性障害から人生を守るためには、うつ病と双極性障害をしっかり鑑別することが非常に重要なことなのです。

双極性障害の治療ガイドライン

双極性障害のガイドラインも、大うつ病性障害のガイドラインと同様、日本うつ病学会が発行しています。なぜうつ病の学会が双極性障害のガイドラインを作るのか、と思われるかもしれませんが、日本うつ病学会だからです。なぜうつ病学会の英語名はJapanese Society of Mood Disordersであり、うつ病と双極性障害の学会だからです。本当は、日本気分障害学会の方が正しいのでしょうが、気分障害という言葉はあまりなじみがないため、日本うつ病学会という名前になりました（DSM－5では気分障害という名前もなくなってしまいました）。

日本うつ病学会の双極性障害の治療ガイドラインは、大うつ病のガイドラインより早く、二〇一一年三月に発行されました。神庭重信教授を中心に四名の精神科医（私もその一人です）が主に執筆を担当し、野村総一郎委員長を中心とする二三名の委員全員での討論を経て承認されたものです。

なぜこちらが先にできたのかと言いますと、双極性障害の治療ガイドラインの方が取り組みやすかったという面はあると思います。これまでの章で述べてきたようにうつ病の治療を語るということは、医学全般および心理、社会の幅広い側面に目を配る必要があり、多様なうつ病について、さまざまな評価軸、多様な治療法、対処法について検討する必要があります。

それに比べると、双極性障害は、比較的輪郭のはっきりした疾患であり、対処法もかなり定まっているのです。そんなわけで、ページ数も、六一ページあるうつ病のガイドラインに対し、双極性障害のほうは二五ページとなっています。

作った当初から、新たな情報が増える度に改訂するという前提で作られたもので、発行の翌年の二〇一二年に、早速改訂が行われました。今後も新しい情報が増えたり、新たに使える薬が増えたりした折には、改訂される予定です。

それでは、本書ですでに説明した内容と一部重複する部分もありますが、双極性障害の治療ガイドラインの構成に沿いつつ、周辺の説明を加えながら、双極性障害の診断、治療について解説していきましょう。

双極性障害の診断

現在双極性障害と診断されている方へのアンケート調査によりますと、七七パーセントの方が、最初は双極性障害以外の診断をされたと答えています。

すなわちたいていの人が、最初は双極性障害以外の診断をされていたということになります。では最初どういう診断をされるのかと言いますと、たいていはうつ病、そして統合失調症です。

統合失調症の症状は、幻聴が聞こえてきて、悪口を言われているなどと確信し、その結果興奮するというようなことがおこります。

一方、双極性障害の躁状態の場合は、もともと気分の高ぶりがあり、その結果それに関連した幻聴が聞こえてきたりします。ですから統合失調症と双極性障害では、症状の始まり方、経過、メカニズムともに違いがあるのですが、本当に具合が悪くなってから受診した場合、その場で興奮状態だけを見ると、双極性障害の躁状態と統合失調症の精神運動興奮状態とよばれている状態は非常に似ているのです。

たとえば町で興奮している状態で警察に保護された人を診察する時などは、家族もいませんし、本人は病歴を語れる状態ではありません。そのような状況ですと、精神病症状を伴う躁状態と統合失調症の興奮状態の鑑別は難しく、どちらかと言うと統合失調症と診断される場合の方が多いと思われます。

また双極性障害は、躁とうつをくりかえすものなのですが、初めての症状が、躁状態でもうつ状態でもなく、統合失調症に近い精神病症状で始まることもあります。統合失調症に近い症状で始まったにもかかわらず、陰性症状を残さないですっかり寛解し、その後、幻聴・妄想を伴わない躁状態やうつ状態を繰り返して、典型的な双極性障害の経過をたどる人もいます。

このようなケースでは陰性症状を残さずに寛解した時点で、統合失調症とは診断されず「統合失調症様障害」という診断となり、その後躁状態が出てきた時点で、初めて「双極性障害」と診断されることになります。

一方、躁状態・うつ状態と精神病状態が完全には重ならずに、ひと続きのエピソードとして現れた場合には、失調感情障害、双極型と診断されます。いずれにせよ、統合失調症と双極性障害の間には、ある程度オーバーラップする部分があるということです。こうしたケースは、DSMが現れるまでは、「非定型精神病」とよばれていました（一部の地方では、現在でもこの古い診断名を使っている精神科医がいるかもしれません）。

双極性障害の治療を行う場所

双極性障害の治療で注意すべきことは、双極性障害は臨床経験のある精神科医が行うべきであるということです。

双極性障害の治療を専門としているのは、精神科医です。双極性障害では、現在はうつ状態であっても、激しい躁状態になり、閉鎖病棟等への非自発的な入院が必要な状態になる可能性を潜在的にもっています。しかし心療内科、神経内科などの医師は、こうした治療の経験がありませんので、双極性障害の治療は守備範囲を超えています。

ただし精神科医が開業しているクリニックなのに、「心療内科」「神経科」「神経内科」など、さまざまな標榜がなされている場合もあります。

逆に、「メンタルクリニック」「精神科」と標榜していても、精神科医とは限らないので注意が必要です。そのクリニックの医師が精神科の専門医かどうかを知るには、精神神経学会の専門医検索サイト（https://www.jspn.or.jp/jspn_ippan/kensaku/senmoni.do）を利用することができます。精神神経学会の専門医であれば、経験ある精神科医であると考えてよいでしょう。

とはいえ、すべての精神科医が双極性障害の治療に精通しているとは限りません。双極性障害に詳しい医師については、日本うつ病学会双極性障害委員会のサイトが参考になると思います（http://www.secretariat.ne.jp/jsmd/sokyoku/）。

双極性障害の、初発の躁状態の治療は、閉鎖病棟がある精神科の病院の方が良いと思います。躁状態は、外来では治療できません。激しい躁状態で、クリニックから病棟のあるところまで連れて行くのは大変骨の折れることですから、入院の可能性がある場合には、最初から入院できるような病院に行った方が良いでしょう。連れて行くのが難しい場合、まずは家族が受診して、精神科ソーシャルワーカー（精神保健福祉士）に相談すると良いでしょう。治療により病状が安定し、病識ももっている状態になれば、クリニックでも治療することができるようになります。

また、うつ状態であっても双極Ⅰ型障害の場合は、急に激しい躁状態（浪費がひどかったり、周囲との軋轢をひきおこしたりして、入院しないと本人の利益や名誉を守ることができないため、やむを得ず非自発的な入院が必要となるような状態）へと変化する場合や、うつ状態がなかなか治らない場合があること、自殺率が高いこと等の特徴があるため、病院か、病院と連携したクリニックの方が安心かもしれません。双極Ⅱ型障害のうつ状態は、クリニックで治療可能です。ただし、

Ⅰ型、Ⅱ型を問わず、うつ状態が重症で、入院を要する場合には、入院設備のある病院での治療が必要となります。

エビデンスと経験

現在、精神科の診療は、きちんとした研究により証明された（エビデンスのある）治療法が望ましいとされており、ガイドラインも、そうした研究のまとめのようなものになっているのですが、双極性障害の臨床試験で得られる情報は、長くても二年以内の治療にとどまります。しかし実際には、双極性障害の治療は、もっと長期に及ぶので、こうした臨床研究の結果だけでは治療ができません。つまり医師の経験等によってこれらを補う必要があります。すなわちガイドラインに書かれたことに、医師一人一人が肉付けをしながら治療していく必要があるということになるでしょう。

また、研究で効果が証明されている治療は、どうしても薬物療法が多く、心理・社会的治療に関するエビデンスが少ないという問題もあります。

薬物療法の臨床試験は、製薬会社が保険適用を取得するために行いますが、心理・社会的治療法の臨床試験は、医師主導で研究として行われるため、コストと手間がかかることが理由かもしれません。

さらに双極性障害は薬で治す疾患、というイメージが強く、日本では心理療法に対する関心が低い状況がありました。しかしここ数年、双極性障害に対人関係社会リズム療法やリハビリテーションプログラムを応用することに関心が高まっており、今後は多くの研究が報告されると期待されています。

この一〇年ほどの間、双極性障害の保険適用をもつ薬が次々と登場しており、二〇一一年に出たガイドラインは二〇一二年に早速改訂されました。双極性障害に用いる薬の中には、有効性が認められていても、保険適用として承認されていないものも数多くあるのですが、ガイドラインでは、それにはしばられず、有効な治療がまとめられています。

双極性障害の大うつ病エピソード(双極性うつ病)

うつ病の治療の目標は、うつ状態そのものを治すことですが、双極性うつ病（双極性障害の大うつ病エピソード）治療の最終目標は再発予防です。同時に自殺のリスクが高いということ、そして躁状態になってしまう危険があることを常に念頭においていなければなりません。

双極性障害のうつ状態は、大うつ病性障害の抗うつ薬では効果が期待できませんが、この一〇年、有効な薬が次々と発売されています。

まずはオランザピンです。この薬は最初にアメリカで臨床試験されましたが、この時はオランザピンとフルオキセチン（日本では発売されていない抗うつ薬）の併用の方がよく効いたとされました。オランザピンだけでも効果があるという結果ではあったのですが、不眠、食欲低下などに対する効果が中心であったため、オランザピン特有の副作用（鎮静と食欲増加）の現れではないのか、と言われていたのです。それをうけアメリカでは、オランザピン単剤では双極性うつ病への適用が認められず、オランザピンとフルオキセチンの両方が含まれた錠剤が使われていました。

しかし日本を中心として行われた二回目の国際共同臨床試験[15]では、オランザピンのみでも双極性障害のうつ状態に対して効果があることが証明されました。このデータを元に、日本では世界で初めて、オランザピン単剤での双極性障害のうつ症状に対する保険適用が認められました。

クエチアピンという薬も単剤で双極性うつ病に有効であるという二つの臨床試験があり、有効性があることは間違いないのですが、保険適用が統合失調症だけであるのが難点です。

リチウムは、多くの臨床試験により、双極性うつ病に有効であることが報告されています。しかしながら効果が現れるのには六～八週間と長い期間がかかり、血中濃度もやや高い濃度（〇・八mM以上）が必要となります。手が震えるなど強い副作用がありますが、そういった副作用が出ないくらいの低い濃度では効果がなかったという報告もあり、前述の通り、効果はあるけれども使いにくい薬ではあります。

ラモトリギンは双極性障害におけるうつ病エピソードの再発予防への有効性が確立しています。うつ状態を改善する効果があるかどうかは議論がありますが、中等症から重症の双極性うつ病には有効だと考えられています。重い皮膚症状等の副作用があるので、注意を要する薬です。

カルバマゼピン、バルプロ酸に関しては、うつ状態に効果があったとの報告もあることはあるのですが、確実ではありません。アリピプラゾールに関しては、双極性うつ病の臨床試験では効果が認められませんでした。

双極性うつ病の治療で一番問題となるのは、抗うつ薬を使ってよいかどうかということです。古い研究では、抗うつ薬も双極性うつ病に有効だったとの報告があるのですが、抗うつ薬により躁転や急速交代化（一年に四回以上の病相を繰り返す）を招くという指摘もされているからです。

中でも三環系抗うつ薬は、明らかに躁転のリスクが高くなります。そのため双極性うつ病に対しては、抗うつ薬を単独で治療に用いることは推奨されていません。特に、三環系抗うつ薬は、気分安定薬との併用であっても、使うべきではないという意見が優勢です。

ではＳＳＲＩのような新しいタイプの抗うつ薬はどうなのでしょうか。ＳＳＲＩの一種であるフルオキセチンは双極性うつ病に効果があったとの報告もありますが、日本では承認されていません。

実際の臨床現場では、リチウムやバルプロ酸等の気分安定薬とＳＳＲＩを一緒に使うことがしばしば行われているようです。しかし三環系以外の古い抗うつ薬およびフルオキセチン以外の新しい抗うつ薬に関して、双極性うつ病に有効であるとの証拠はほとんどなく、やはりＳＳＲＩの使用も推奨されるとは言えません。

また気分安定薬（リチウムまたはバルプロ酸）と抗うつ薬（パロキセチンまたはブプロピオン（未承認））をいっしょに使って治療した場合と、気分安定薬だけで治療した場合を臨床試験したところ差がなかったという研究があります。

気分安定薬同士をいっしょに使うことに関しては、リチウムとラモトリギンをいっしょに使うと効果があるということが報告されています。

そして双極性うつ病における電気けいれん療法については、その治療効果は十分に検討されていません。

以上をまとめますと、双極性うつ病に推奨される薬としてはオランザピン、クエチアピン、リチウム、ラモトリギンということになります。

(15) 国際共同臨床試験

このような臨床試験は、以前は、日本だけですることが多かったのですが、世界標準の臨床試験に比べると、あまり厳密な方法とは言えませんでした。またそうした方法で、実際にはあまり効果のない薬が承認されていたのではないかという問題もありました。

こうした中で本当に有効な薬を承認するために、科学的な臨床試験を推進するべく、二〇〇四年に独立行政法人医薬品医療機器総合機構（ＰＭＤＡ）が設立され、臨床試験が推進されました。

最近では、薬の承認のためにはプラセボ（偽薬）との比較を行うことや、統計学的な差が見いだせるのに十分な症例数を集めることなどが求められるようになっており、国内だけでは十分なデータを集めるのが難しいことから、国際共同臨床試験が必要とされるようになってきています。

国際共同試験に参加することにより、日本の症例数がそれほど多くなくても、日本人を含む臨床試験で効果が認められれば承認されるのです。精神科に関しては、症状の評価が言語的な評価に頼っているため参加が遅れていましたが、こうした問題を乗り越えて、やっと国際共同試験に参加できるようになってきたというわけです。

この国際共同臨床試験を経て日本では、世界に先駆けて双極性うつ病に対して、オランザピン一種類での保険適用が認められました。これまでは、アメリカである薬が承認されると、同じ薬が日本で承認されて保険適用で使えるようになるまでに、一〇年くらいはかかるのが常でした。しかし厚生労働省の治験活性化五カ年計画などの対策が進んだこともあり、むしろ日本で世界初の適用が認められるという事例も出てきたのです。

日本ではなかなか新薬が使えないという時代もありましたが、それはもう過去の話となりつつあり、むしろ日本の臨床試験の質の高さには、世界に誇るべき点もあると見直されています。

躁状態

双極性障害と診断されている人はもちろん、現在うつ病と診断されている人でも、うつ状態で治療中に、突然に真反対の躁状態になる可能性があるので、大まかに述べておきたいと思います。躁状態は急速に悪化し、社会的生命を危機的な状況に陥らせます。躁状態の時の行動によって深刻な社会的後遺症を招く結果になってしまう場合があるからです。そのため、早急な対応が必要とされますが、躁状態は急速に悪化するため、治療が追いつかない場合もあり、入院が必要になる場合が少なくありません。とはいえ躁状態に有効な薬は多数あり、治療を開始すれば、多くの場合一カ月以内にかなりの効果が得られます。

躁状態においても、最初から再発予防のことを考えながら治療を進める必要があります。ですから初めから再発予防効果のある薬剤を使いますが、気分安定薬は即効性が期待できないため、抗精神病薬と併用するのが一般的です（躁状態自体の治療効果を見ると、気分安定薬よりも抗精神病薬の方が有効であったという報告もあり、海外のガイドラインでは、非定型抗精神病薬を単剤で使うことを推奨するものもあります）。

リチウムの抗躁効果は一九四九年以来繰り返し報告されており、最近の、新薬の効果を証明しようとして行われた臨床試験でさえも、その有効性が確認されています。リチウムは特に、再発回数が少なく、混合状態や不快気分が目立たず、被害妄想などの気分に一致しない精神病像がなく、爽快気分と多幸感を有する典型的な躁病に有効とされています。

しかし即効性がないため、興奮や易怒性が強い場合には、最初から抗精神病薬を併用します。

バルプロ酸は、もともと抗てんかん薬として用いられていた薬ですが、躁状態への有効性が見出され、多くの臨床試験で効果が確認されています。躁状態なのに気分が抑うつ的、といったような混合状態の場合にも有効とされています。

副作用としては、吐き気などの消化器系の副作用が多くみられ、まれながら高アンモニア血症にも注意が必要です。一〇〇μg／mlまでの濃度では、血中濃度が高いほどより有効という関係があります。

カルバマゼピンの躁状態への有効性は、日本で発見され、多くの研究で確認されています。副作用としては、めまいなどがありますが、何より問題なのは、全身の重篤な発疹（スティーブンス・ジョンソン症候群）や白血球減少症などです。また多くの薬と相互作用し、他の薬の血中濃度を低下させる場合があります。血中濃度と治療効果の関係については、はっきりしたことはわかっていません。

非定型抗精神病薬の抗躁効果

オランザピン、アリピプラゾール、クエチアピン、リスペリドンという四つの非定型抗精神病薬で、躁状態への有効性が示されています。このうち、オランザピンとアリピプラゾールは双極性障害の躁症状の保険適用をもっています。オランザピンとクエチアピンは体重増加と糖尿病誘発が主な副作用でありアリピプラゾールはイライラ、不眠、アカシジア（じっとしていられない）などの副作用があります。

定型抗精神病薬の抗躁効果

日本で躁状態の適用をもつ薬としては、クロルプロマジン、スルトプリド、ハロペリドール、レボメプロマジン、チミペロンがあります。しかし、これらは、うつ状態をひきおこす可能性もあり、慎重に用いる必要があります。

なお、小規模な試験しか行われておらず、適用ももっていないのですが、ゾテピンという薬は、強力な抗躁作用があると考えられ、以前はよく用いられていました。この薬は、日本で開発された比較的古い薬で、第一世代の抗精神病薬に分類されますが、非定型抗精神病薬に近い性質をもっており、より遅い時期に売り出した海外では非定型抗精神病薬として販売されています。

その他

躁状態にはリチウム、バルプロ酸、カルバマゼピンなどの気分安定薬と非定型抗精神病薬の併用の有効性が報告されています。

電気けいれん療法は、薬剤抵抗性の場合には試みる価値があるとされています。

躁状態の興奮に対してベンゾジアゼピン抗不安薬が用いられることもありますが、抑制がとれてしまって逆効果という場合もありますので、注意が必要です。

このように、躁状態に対しては有効な薬が多くありますが、長期の予防のことを考えるとやはり、躁状態の治療開始時から、リチウムが第一選択であるとされています。しかし現実的には、リチウム単剤では効果が遅く、中等症以上の躁状態を治療するのは難しいため、多くの場合、非定型抗精神病薬との併用が必要となります。非定型抗精神病薬単剤での治療や、バルプロ酸単剤での治療も選択肢となります。

双極Ⅱ型障害

双極Ⅱ型障害は、軽躁状態とうつ状態を繰り返すものです。軽躁状態は、気分が四日間ほど高ぶることが診断基準となっているため、どこから軽躁状態とするか判断に迷う場合もあり、診断は難しいと言えます。

双極Ⅱ型障害で、長期の維持療法を行う明確な基準はありませんが、うつ病と比べて再発の可能性が高いため、重いうつ状態を繰り返している場合は、維持療法を行うのが普通です。

双極Ⅱ型障害に特化した臨床試験は少ないために、参考になるデータは乏しいのですが、リチウム、ラモトリギン、カルバマゼピンなどに予防効果があるとの報告もあります。

双極Ⅱ型障害のうつ病に抗うつ薬を使うべきか否かについては、未だ結論が得られていません。双極Ⅰ型障害と同様、抗うつ薬は躁転や悪化を招く危険があるため、使うべきではない、という意見がありますが、ＳＳＲＩが有効であると主張する専門家もいます。

心理社会的治療については、Ⅰ型との違いについての明確なデータはありませんので、Ⅰ型に準じて行います。

急速交代型

一年に四回以上エピソードがある場合を急速交代型と言います。場合によっては、うつ状態と躁状態を繰り返し、落ち着いた状態がない場合もあり、そのために長く入院しているような人もいます。急速交代型の人には、ラモトリギン、クエチアピンが有効との報告があります。

急速交代型の場合、真っ先に注意しなければならないのは、もし三環系抗うつ薬を服用していた場合には、すぐに中止すべきだということです。双極性障害の人が三環系抗うつ薬を長期に服用すると、急速交代化をひきおこしてしまうからです。

そのほか、Ｌ－ドーパ（パーキンソン病の薬）、エストロゲンなども急速交代化をひきおこす可能性があると言われていますので、これらの治療薬を服用している場合には、急速交代化との時間関係をよく検討し、関係が疑われるようなら、他の治療薬への変更も検討します。

また、リチウムの副作用の一つに甲状腺機能低下症がありますが、甲状腺機能低下も急速交代化をひきおこすと言われています。したがってリチウムの服用中に甲状腺機能が低下した場合には、甲状腺ホルモン剤により治療することが、急速交代化の予防にもなります。

妊娠・出産

リチウムとバルプロ酸は、いずれも妊娠中に服用すると、胎児の形態異常が増えることが確実に示されているため、妊娠中は禁忌となっています。そのほかの薬も、安全性が確認されているわけではありません。

そのため、リチウム、バルプロ酸を服用中は避妊が必要です。患者さんが妊娠・出産を希望する場合は、リスクとベネフィットについて、患者、家族、医師の間でよく話し合い、服薬を続ける、服薬内容を変更する、中止する、一時的に中止して、危険な時期（概ね三カ月くらい）を過ぎたら再開するなど、さまざまな選択肢を検討します。

維持療法

双極性障害では、躁状態、うつ状態の再発を繰り返すことにより、心理的社会的な後遺症が積み重なっていくことが最大の問題であるため、維持療法（再発予防療法）が重要となります。どのような場合に維持療法を行うべきかは、再発によるリスクの大きさと長期の服薬や通院の負担のバランスを検討し、患者さんと主治医でよく相談して決めます。重症の躁病エピソードが一度でもあった場合、また二回以上の躁病エピソードがあった場合、あるいは重いうつ状態を繰り返している場合、さらに家族歴がある場合は、維持療法をした方が良いでしょう。

双極性障害の維持療法は、薬物療法と心理社会的治療を同時に行うことがポイントで、そのどちらも不可欠です。

双極性障害で再発予防効果が認められている薬剤としては、リチウム、ラモトリギン、オランザピン、アリピプラゾール、クエチアピンがあります。このうちアリピプラゾールは躁状態の再発のみに有効です。またラモトリギンはうつ状態の再発により有効であるとされています。その他バルプロ酸とカルバマゼピンも再発予防効果がある可能性があります。

心理社会的治療

主に個人を対象とする心理療法（精神療法）に加え、集団療法、リハビリテーションなど、薬物療法以外の、心理的、社会的な働きかけをまとめて、心理社会的治療とよんでいます。

双極性障害は心の病気ではなく、脳の疾患です。精神分析療法やカウンセリングの有効性は証明されておらず、精神療法のみの治療は推奨されません。しかしだからと言って精神療法が必要ないわけではなく、心理教育、集団療法、家族療法、対人関係社会リズム療法、認知行動療法などの心理社会的治療を薬物療法と併用することが、双極性障害に有効であることがわかっています。

双極性障害は、長期にわたって維持療法が必要であり、うつも躁も出ていない全く普通の時も、薬を何年も飲み続けなければなりません。

どんな人でも、症状がなくなれば病院に行くのが億劫になり、薬を飲むのを忘れてしまいがちになります。また、もう治ったから大丈夫ではないかと思ってしまったり、薬に頼りたくないと考えて、あえて薬をやめてしまう人もいます。何年も病気を予防し続けるということは、誰にとっても非常に大変なことなのです。

けれども他の病気なら、「そう言えば薬を飲むのを忘れていたけど、症状も出ないな、もう治ったんだな」ということがあるかもしれませんが、双極性障害という病気は、薬を飲まなければほとんどの場合、再発してしまいます。再発が重なれば仕事や友達、家庭といった自分の社会的な基盤を喪失してしまうことになりかねませんし、再発の頻度はだんだん高くなるという悪循環にもなっていきます。

そういうことを防ぐには、患者さん自身に病気のことを学んでもらい、予防に前向きになっていただく必要があります。それをサポートするために行うのが心理教育です。

病気を受け入れるということは、決してたやすいことではなく、治療に前向きになるまでの間、患者さんからはいろいろな心理的な反応がおこってきます。それを精神療法的に受け止め、サポートしながら病気についての理解を深めていってもらいます。そして普段から生活リズムを整え、検査を受けながらきちんと薬を飲むことの大切さをよく理解してもらいます。躁状態が再発した時にどうすればよいのか事前に決めておくことも重要です。たとえ再発であっても、躁状態は本人にはなかなか自覚できません。そこで「こういうことをやり出したら躁状態の始まりだ」という躁のサインを事前に確認しておき、それが見受けられたら受診すると決めておくのです。そうすることによって、早い段階から対処して躁状態を最低限に抑えることができます。こうした心理教育は集団で行われる場合もあります。

そのほか家族療法、認知行動療法も有効とされています。

現在、双極性障害における心理社会的治療法で最も注目されているのは、対人関係社会リズム療法というものです。

もともと、対人関係療法は、うつ病が対人関係の問題を契機に再発しやすいことに着目し、対人関係を扱う精神療法として発展しました。しかし、双極性障害では、対人関係に加え、生活リズムの乱れが再発のきっかけとなることが多いのです。たとえば、葬式躁病というのは昔から有名ですが、これは、親しい人を失った喪失体験という面がもちろん一番ですが、それに加えて生活リズムの乱れも関係している可能性があります。また、東向き（ハワイ、アメリカ西海岸など）の、時差を伴う海外旅行も再発の引き金になります。このように、双極性障害の患者さんが、生活リズムの変化によって再発しやすいことに着目し、毎日一定した生活リズムを保てるようにする治療法が、社会リズム療法です。

具体的には、「ソーシャル・リズム・メトリック」という表に、起きた時間、人と初めて会った時間、仕事などが始まった時間、夕食の時間、就寝の時間を記録し、これらの時間に周囲にどれだけの人がいて自分と関わっていたか、という対人的な刺激の強さを記録していきます。また、毎日の気分も記録していきます。そして、リズムの乱れと気分の関係に気づき、そうしたことをコントロールできるようにしていくことを目指します。

図4　双極性障害の治療アルゴリズム

リチウム

↓

躁転した場合：　非定型抗精神病薬（オランザピン、アリピプラゾール、クエチアピンなど）、バルプロ酸を追加

↓

うつ状態：　オランザピン、クエチアピン、ラモトリギンを追加

↓

維持療法：原則としてリチウム単剤を目指す。ベンゾジアゼピンは極力避ける

↓

予防効果不十分ならラモトリギン、非定型抗精神病薬（オランザピン、アリピプラゾール、クエチアピン）、あるいはバルプロ酸を併用

加藤忠史「気分障害（うつ病、双極性障害）」『診療ガイドライン UP-TO-DATE 2014-2015』メディカル

9　ガイドラインの理想と現実

ここまでうつ病、そして双極性障害の診断と治療について、ガイドラインに沿って詳しく述べてきました。ここまで読んでくださった読者の方々は、どのような感想を抱かれたでしょうか。うつ病の診断の手順を初めて知ったという方は多かったのではないかと思います。

うつ病を診断するには、最初にうつ状態をひきおこす可能性がある身体の問題、さまざまな内科の問題を全部チェックします。次にうつ状態をひきおこす可能性がある薬やそのほかの物質、アルコールといったものを含めた物質の影響をしっかりチェックします。双極性障害の可能性も除外します。

同時にその人が、それまでどのような人生を歩んで来て、家庭、仕事、友人関係はどんな具合だったのか、どんなことがおきてうつ状態になったのかということも把握しなければいけません。そういった情報すべてを十分に精査した上で、うつ病と診断することになっているのがおわかりいただけたかと思います。

治療法に関して言えば、重症の場合は一定の性質をもった病気ととらえることができ、統一された治療法が有効です。たとえば緊張病症状を伴ううつ病は、うつ病の中では、見た目には最も激しく重い症状ですが、治療の選択肢ははっきりしています。精神病性のうつ病、中等症から重症うつ病の場合もしかりです。

双極性障害も軽躁状態しかないⅡ型よりも、より重い躁状態を伴う双極Ⅰ型障害の方が病気としての輪郭がはっきりしており、治療方法も維持療法も確立したものがあります。

精神疾患には検査法がなく、症状とその持続期間を元に診断を行うため、症状が軽度の場合には、どうしても診断そのものの精度が低くなってしまいます。脳の病気としての側面に比べ、心理的、社会的な面の比重も大きくなるため、治療においても個別化された対応が必要となり、治療法を確立するための研究も行いにくいと言えます。そのため、一定の治療方針を明確に述べることは難しいのですが、一人一人に合った治療法をしっかりと進めることによって、よく治る病気であることはもちろん言うまでもありません。

それから「私はそんなていねいな診察を受けてない、もっとゆっくり話を聞いてもらいたいのに診療はいつもあっという間に終わってしまう」と思われた方もかなり多かったのではないでしょうか。

精神科を受診される人の中には、もっとじっくり話を聴いてほしいと要望されている方は多いようです。ガイドラインで提唱されているような診療は、きっと多くの方にとって理想的なものであったにちがいありません。しかし実際にはこういう診療はほとんど実現できていません。

なぜならガイドラインに示されているような治療を実際に行うと、おそらく初診は最低一時間半くらいかかります。初診だけでなく毎回の治療にも、かなりの時間がかかるだろうと予想されます。

もしも、このガイドラインどおりの「一時間半診療」が可能な場合があったとしたらそれは国公立大学病院における教育目的での診療くらいしかないでしょう（ただし、その面接をするのは、経験豊かな医師ではなく、学生や研修医ということになります）。大学病院は、基本的に教育・研究を目的としたところなので、新しく育っていく医師に標準的な治療を学んでもらうため、採算を犠牲にしてでも、少ない人数にしぼって診療を行う場合もあります。しかし、全部の病院が「一時間半診療」をやったら、多くの患者さんが、診察からあぶれることになってしまいます。診療は完全予約制となり、どの病院も何カ月待ちという事態になるでしょう。具合が悪いからその日にみてほしいという患者さんが来ても、対応は難しくなります。病院経営という点から言っても、こうした診療を普通の病院やクリニックが行うことは不可能でしょう。

そして大学病院でもガイドラインが推奨しているように、初診で身体的なところまで診ることは、行っていない場合もあると思われます。多くのうつ状態の患者さんは、内科等にかかった後で精神科に紹介されてくるので、身体的な診察については、内科で異常なしと言われたことをふまえ、省略する場合もあるのです。しかしながら、逆に精神科できちんと身体的診療を行った結果、精神症状の原因が身体疾患であることがわかり、内科等へ紹介することも少なくありません。

こうした状況を論ずるにあたり、「医療は国の有限の資源（リソース）である」という視点で、問題を整理することも必要となってきます。一人の人を医師として育てあげるまでには、多額の税金が投入されています。ですから医療や医師は、国の資源（リソース）でもあるのです。医療は限りある資源であるという観点から言うと、有限のリソースをどのように配分すべきかが問題とも言えるわけです。

とはいえガイドラインに示された通り、初診に一人一時間半、再診でも三〇分近く、じっくり時間をかけて行う診療は、精神科医であれば誰でもやりたい理想の診療であることは確かです。行いたいけれども、今の日本の医療システムの中では難しいというのが、問題の本質なのです。

では理想の診療を実現するために、今の日本の医療システムを抜本的に変えるべきなのでしょうか。私自身は、今の日本の医療システムは、悪いところばかりではなく、むしろ諸外国に比べて良い点もたくさんあると考えています。

まず国民皆保険が実現しており、医療の料金は全体に安くおさえられ、医療費の負担は少ない方です。これから変わってくるかもしれませんが、アメリカでは医療費が非常に高いことが知られています。高額の保険に入っている人には、ゆっくりと時間をとって診察をしてくれますが、そうでない人は治療を受けることすらできないケースもあります。

それに比べると、日本では基本的に、誰でも平等に治療を受けることができるシステムが整っています。

また日本は原則的に、いつでも、どこの病院にでも、かかりたいと思えばかかることができます。これは多くの人が当然のこととして受け止めていますが、イギリスなどでは、受診できる主治医は一人と決まっており、その先生が他の病院に行きなさいと指示しない限り、自分で選んだ医療機関を受診することはできません。

実はこのイギリス式医療システムであれば、日本で時々クローズアップされる過量服薬の問題もずいぶん減少するはずです。過量服薬をする人は、あちらこちらの医療機関に受診しては薬を処方してもらい、大量に溜め込んでいるケースが多いのです。イギリス式であればこういうことはできません。医療リソースを有効に使う、無駄にしない、という観点からみればイギリス式医療システムは日本よりも良いようにも思えます。

ただし、原則としてはかかりつけ医に身体疾患を除外してもらった後に精神科を受診する、ということでよいわけですが、あきらかにうつ病とわかっているのに、まずはかかりつけ医に行かなければ精神科に受診できないという時は不便でしょう。

こうした例からおわかりいただけるように、日本の病院は常に混んでおり、診療時間は短く理想の医療をなかなか実現できない現実があるわけですが、それは多くの人が、自由に病院を選ぶことができることや、安いコストで治療を受けることができるということと裏腹の関係でもあるわけです。理想の医療を考えるにあたっては、医療関係者のみならず、社会全体の問題としても、より多くの方々が議論に参加して下さることが必要ではないかと思います。

日本の精神科医は、こうした今の医療システムの中で、どのようにして少しでも理想に近い医療を実現していこうかと日々苦心しています。

具体的には、ガイドラインで推奨されていること全部を初診では消化できないので、まず一回目は必要最小限のことをやり、二回目以降の再診で、初診でできなかった項目をチェックしていくことになります。

すると、とりあえず初診が終わった患者さんに、「今日はすべての項目をチェックしきれませんでしたので診断は次回になります。まだ薬は出せませんので次回まで何とかがまんしていてください」と言って帰す選択肢と、「うつ病が疑われるので、とりあえず抗うつ薬を飲んでみて下さい」と一番可能性の高い仮の見立てで治療を始め、診断の修正を視野に入れながら次回以降の診察を続けていくという選択肢が出てくるわけです。そして現実には後者を選択している医師が多いのです。

これが一時期クローズアップされ、精神科医療不信をも招いた「とりあえず抗うつ薬」問題(＝安易に抗うつ薬を出す治療)の一つの原因にもなったのではないかと考えられます。

こういった問題も含め、現状でこのガイドラインにあるような理想の医療を実現させるのは非常に難しいことではあると思います。しかしそれでも患者さんによりよい治療を提供するために、日本全体のうつ病診療の質を理想に近づけていこうというのが、このガイドラインをつくった日本うつ病学会の立場だと思います。

更に充実したものにするため、二〇一四年には、大うつ病性障害の治療ガイドラインに、児童・思春期のうつ病、うつ病の睡眠障害の治療、妊娠・出産、うつ病における休職など、これまで取り上げらていなかった問題を追加するなどの改訂が行われる予定です。

コラム⑥ 良い医師とは?

最近、患者さんのために理想の医療を目指して健闘している医師よりも、患者さんの言う通りに薬を処方し診断書も書くという医師の方が、良い医師という印象を得ている場合があるのではないかとも懸念しています。

どういうことかというと、医師が、「いろいろお話を聞いたところ、あなたはうつ病ではありません。職場の葛藤による適応障害ですね、薬物療法の適応ではありません」と説明したとしても、その診断に納得せず「自分はうつ病なのだからうつ病の診断書を書いて下さい。薬が欲しいのです」と言う患者さんが、最近では増えていると指摘されているのです。そのような場合、医師の側からは「いやそうではありません」と申し上げるわけですが、日本の医療制度はイギリスと違い、いつ、どこの病院に行ってもよいわけですから、その診断に不服であるとすれば患者さんは他の病院に行きます、そしてその病院で満足が得られなければまた別の病院に行きます。そうこうするうちに「いいですよ、あなたはおっしゃる通りうつ病です。薬を処方しましょう」と言ってくれる医師がいれば、そこで治療を受けるということになるのです。

医師としての良心に従おうとしている医師よりも、そのように患者さんの言いなりになる医師の方が人気が出るというアイロニカルな現象が現在日本でおきている可能性があります。

そしてそれが、昨今マスメディアで取りざたされている〝新型うつ〟問題（後で詳しく述べます）につながっている可能性もあるわけです。

10　心理・社会的治療法

心理社会的治療の概要

前述の通り、心理社会的治療には、個人を対象とする狭い意味での精神療法（心理療法）、集団を対象とした精神療法である集団療法、環境調整などのケースワーキング、リハビリテーションなど、薬物療法以外の、心理的、社会的なさまざまな介入方法が含まれます。

これは、決して精神疾患に限ったものではなく、糖尿病教室や肥満に対する栄養指導などの疾患教育も、広い意味では心理社会的治療と言ってよいでしょう。また、受容、支持、傾聴といった基本的な面接技術も、心理社会的治療法と言えますが、これも精神科に限らず、すべての医師が身につけるべき技法と言えましょう。

狭い意味での精神療法というと、ロジャーズの来談者中心療法、フロイトの精神分析療法に端を発する力動的精神療法が頭に浮かぶ人が多いでしょう。

ロジャーズの来談者中心療法は、ほぼ「カウンセリング」と同義と言ってよく、あいづち、うなずき、繰り返し、感情の反射（感情をそのまま返す）などを通してクライアントへの関心を示すとともに受容し、クライアントがうまく言語化できない部分を明確化する、といった技法を用いることによって、クライアントが問題を自ら解決することを援助するものです。

一方、フロイトの精神分析は、治療法という枠を離れた、人間理解の方法と言ってもよいものです。自由連想や夢の分析などを通して、分析家が解釈し、洞察を促していく中で、無意識の世界を意識化し、自分自身を理解し、無意識的なとらわれから自由になることを目指します。

来談者中心療法は、日常生活の悩みの解決に有効ですし、精神分析は当初は主に当時神経症とよばれていた人たち（現在では不安障害などに相当する）を対象として行われていました。

しかし、これらの治療法は、うつ病に対する有効性は証明されていません。

カウンセリングで問題を解決できるのは、自己回復力の範囲にある心の悩みであり、自己回復力を超えて脳の変調を来しているうつ病の治療には有効ではないのです。

また、精神分析のように一回一時間程度のセッションを週に数回持ちながら何年も続け、生育歴のすべてを掘り返すような治療法は、時間的、経済的制約からみても、多くの現代人が積極的に選択するような治療法にはなり得ないでしょう。

うつ病に対して有効な精神療法は、医師としての基本的な姿勢として必要な受容、支持、傾聴といった基本的な面接技術や環境調整などを除けば、心理教育、認知行動療法、対人関係療法、といったところでしょう。

中でも、最も効果が実証されているのは、認知行動療法と対人関係療法です。

どこで誰が行うのか

心理療法は、医師が行う場合もありますが、医師の保険治療は通常五分診療ですので、時間的な制約があります。本格的に行う場合は、集団認知療法のような形で行ったり、心理士が行ったりします。保険診療では混合診療は認められていませんが、心理士が行う心理療法は、保険診療とは別ですから、保険診療を受けているクリニックで、自費での認知行動療法が受けられるようになっている場合も多いと思います。その場合は、一時間六〇〇〇円～一万円くらいのコストがかかるのが普通でしょう。

我が国では、未だに心理士が医師、薬剤師、看護師のような国家資格化になっておらず、さまざまな民間の資格、ありとあらゆる学会の認定資格などがあり、中には少々怪しげなものもあるのが実情です。

そのような状況の中で、最も信頼のおける資格は、文部科学省所管の公益財団法人「日本臨床心理士資格認定協会」が資格認定している「臨床心理士」でしょう。この資格は、指定大学院を卒業して修士号を取得している（または医師免許を取得している）必要があり、臨床実務訓練も必須とされ、試験により認定されます。

精神科医の中にも、臨床心理士の資格を取得している方もいらっしゃいます。ただ、カウンセリングのような、指示的な部分が少ない精神療法の場合は、医師がこれを兼ねるのはかなり難しい面があると思います。医師の治療は、生活指導、薬の処方など、指示的な面が多いためです。そのため、精神療法の専門家は、医師であってもあえて自分で両方の治療を行わず、薬物療法は他の医師に依頼する場合もあります。

うつ病の場合、やはり最初はカウンセラーでなく、医師にかかった方が良いでしょう。軽症のうつ病は抗うつ薬を服用するだけで良いと言うわけではなく、むしろ精神療法だけで良くなる場合もあります。しかし、軽症に見えても薬物療法が必要かどうか、身体疾患や薬の影響などはないかといった総合的な判断を医師が行う必要があるからです。

自分の守備範囲でない専門的な精神療法が必要と思えば、医師から患者さんにそのように提案する場合もあります。ただ、心理療法はそれなりのコストがかかりますので、よほど必要と思わない限り、医師側からは言い出さない場合もあるかもしれませんので、必要なら精神療法の料金を支払って受けてもよいと思っていることを何かの機会に伝えても良いかもしれません。

自分で他の専門的な精神療法も受けてみたいと思う場合には、主治医に相談してみるとよいでしょう。医師の薬物療法を受けながら、心理士による精神療法を並行して行う場合でも、医師に紹介状を発行してもらい、医師の見立てを伝えることが必要です。医師としては、一生懸命精神療法をしているつもりだった患者さんから、「ちゃんとしたカウンセリングを受けたいのですが……」などと相談されれば、がっくりくることもあるかもしれませんが、それで怒り出すようでは医療者失格ですから、ちゃんと相談に乗るはずです。思った通り伝えた方が良いと思います。また、認知行動療法や対人関係療法は、本を読んで自習することも、かなり意義があると思います。自分にはどのような本が合うのか、主治医に相談してみるのも良いでしょう。

副作用

どんな治療にも副作用はあります。副作用があるから薬は良くない、という主張はよく見かけるのですが、精神療法による副作用については、あまり知られていないように思います。しかし精神療法にも当然副作用はあります。場合によっては薬物療法よりも深刻かもしれません。ところが精神療法による副作用は、薬物療法による副作用に比べて、十分議論し尽くされていないのが実情ではないかと思います。

精神分析による副作用には、治療者への依存、退行（成熟した人格をもっていた人が、子どものような言動をしてしまう）、行動化（無意識の葛藤が行動で表現され、不適応行動をおこしてしまうこと）などがあります。精神分析の場合は、こうしたプロセス自体に治療的な意味があるとされていますが、その途中段階だけを見れば、悪化したとしか思えない場合もありますし、その後の治療がうまく進まなければ、副作用だけが残ったということにもなりかねない可能性はあります。

行動療法的な精神療法でも、たとえば、自己主張がうまくできないことで対人関係がうまくいっていない、という悩みの方には、ロールプレイでうまく自己主張することを練習したりするのですが、自己主張が行きすぎて、逆に社会にうまく適応できなくなってしまうということもあるかもしれません。

心理教育ですら、副作用がないとはいえません。双極性障害は再発を繰り返す病気なので薬を飲まなければいけないと聞いて、未来が失われたように感じてしまう方もいらっしゃいます。その時期を超えて、薬を飲みながら人生を楽しもうという境地に達すれば、うまく行ったと言えますが、その途中段階では、やはり悪くなったと見えてしまうかもしれません。

かえって悪くなったと感じた時は、それを治療者に伝えて、その後の見通しをよく聞いてみるとよいと思います。

軽症のうつ病では、支持、傾聴、共感といった支持的な面接、および病状説明等の心理教育を含む、基礎的介入が有効と考えられます。薬を使う場合もありますが、薬なしでもこうした基礎的介入だけで改善する場合も少なくありません。

パーソナリティーの問題や環境要因などがより大きな比重を占めるうつ病の場合には、保険診療の範囲内で、診療の一環として行われるような基礎的介入に加え、より本格的な心理療法の対象になると考えられます。

多くの研究でうつ病に対する有効性が証明されている代表的な心理療法である、認知行動療法と対人関係療法は、いずれも、精神分析療法のように、生育歴に深く入り込んだり解釈したりすることはしません。精神内界に入り込むことはせず、現在に的を絞り、行動や対人関係のパターンを変えていくことを目指します。これは、最近の精神療法全般の特徴でもあります。

認知行動療法

認知行動療法（Cognitive Behavioral Therapy、ＣＢＴ）は、ドイツのベックという人が始めた認知療法に、行動療法の技法を取り入れたものです。

うつ病になりやすい人には、特徴的な認知パターンが見られます。代表的なものは「過剰な一般化」と「全てか無か思考」などです。

「過剰な一般化」というのは、わずかな経験から、広い意味をもつ間違った結論に至ってしまうことです。たとえば、「昇進試験で一問間違えたので、自分は馬鹿な人間だ」と思い込んでしまうような考え方です。

また、「全てか無か思考」とは、本当は複雑なことについて、両極端に分けてしまうことです。たとえば、会議で発表した時に、「自分は発表で一カ所言い間違いをしたから完全な失敗だった」という風に、失敗か成功か、という両極端な判断をしてしまうような考え方です。

その他、心の先読み（「どうせあの人は自分の立場なんて考えてくれないだろう」などと、他人の考えを否定的に推論すること）、～すべきだ思考（「社会人なのだから人に頼ったりせず自分で解決すべきだ」などと、自分自身に対して、かたくなにこうすべきだ、と考えてしまうこと）、ラベリング（「あの人は以前プレゼントをあげたことを忘れてしまったようだ。もう友達じゃない」などと、ちょっとした好ましくない特徴によって、すべてだめだと決めつけてしまうこと）などがあります。

こうした、うつ病になりやすい考え方のパターンを自覚して、別の考え方ができるように練習し、このような認知スタイルを変えていくのが認知療法です。この認知療法は、うつ病の予防と改善に役立つと考えられています。中等症以上のうつ病に認知療法を行うことは難しいと思いますが、軽症のうつ病には効果があります。

実際のセッションでは、最初のうちは、その人のうつ病とその背景にある問題を心理的観点から評価し、認知行動療法の基本的な考えを学ぶことから始めます。

そして、生活の中でおきたことを題材として、その中でおきてきた「否定的自動思考」（自然と浮かんできてしまったマイナスな考え）を取り上げ、それに対しておこった気分について振り返ります。そして、こうした自動思考の代わりになるような、現実適応的な考えを、コラム法などを用いて練習していきます。たとえば、「自分は発表で一カ所言い間違いをしたから完全な失敗だった」と思い込んでいる場合であれば、それが「全てか無か思考」に該当する、ということを認識できるようにし、より適応的な考えを導いていきます。たとえば、「もしあなたの部下が発表で一カ所言い間違いをしたらどう思いますか？」などと視点を変えてみたりします。そして「一カ所言い間違えたけれど、全体としての言いたいことは伝わったので、だいたい成功といってよさそうだ」というような適応的な考えを導いていくわけです。

行動療法的な技法としては、活動記録表をつけて行動の活性化を促したり、リラクセーションを行って不安・緊張を緩和したり、社会生活技能訓練を行ったりします。セッション毎に、その日の小さな目標を設定し、たとえば、「上司にうまく自分の考えが伝えられない」ことが最近の悩みであれば、「自分の考えを上司にうまく伝える」ことを目標として練習するといったことを行います。

こうしたことを繰り返す中で、自動思考の背景にある、その人のさまざまな人生経験から作られている考え方の癖のようなもの（スキーマ）を探り出し、その修正を目指していきます。たとえば、「人から頼まれたら決して断ってはいけない」というスキーマにとらわれて、すべてを引き受けた結果破綻してしまう、という傾向がある人であれば、これを修正することが、再発防止の役に立つのです。

認知行動療法は、薬物療法と並行して行うとより有効性が期待できます。うつ病に対する認知行動療法の有効性は、多くの科学的にしっかりした研究によって証明されており、特に軽症うつ病の治療において、大きな力になります。

詳細は次の解説書を読んでいただければと思います。

大野裕『はじめての認知療法』講談社現代新書、二〇一一年最近では、認知行動療法を受けられるクリニックも増えてきました。一対一のセッションだと、一回一時間弱で八〇〇〇円から一万円の費用がかかる場合が多いのですが、集団認知行動療法を行っている場合もあります。また後述のリワークプログラムの一環として、精神科デイケアという保険診療の枠組みの中に認知行動療法が組み入れられていることもあります。

対人関係療法

対人関係療法（interpersonal psychotherapy、IPT）は、米国のクラーマンらによって始められたもので、うつ病には、対人関係の問題が誘因となることが多いという事実に基づいています。この治療法は、期間限定で行い、悲哀（重要な人の死）、対人関係上の役割を巡る不和（役割期待のずれ）、役割の変化、対人関係の欠如、という四つの問題領域のうち、一つか二つに絞って行うことが特徴です。精神分析のように生育歴に立ち入って細かく分析することはせず、現在の対人関係だけに的を絞り、対人関係のパターンを変えていくことを目指すもので、最近の精神療法の特徴がよく現れています。

面接では、前回の面接以後、今回までにおきた内容に絞り、対人関係がどうであったか、それをどう変えたいのか考えていきます。たとえば「夫が話を聴いてくれない」ことがストレスになっていたとすると、これに対して「ストレス」だとレッテルを貼っただけでは何一つ改善しません。対人関係療法ではこれを、「役割を巡る不一致」という視点から検討します。具体的には自分は夫に何を期待しているのか、その期待は相手に伝わっているのか、相手は自分に本当は何を期待しているのか、その期待は自分にとって受け入れられるものだろうか、といったことを分析していきます。本人は、「とにかく話を聴いて共感してほしい」と思っているのに、夫は、「悩みを聞いたら何か具体的なアドバイスをしなければいけない」と思っていろいろ助言しようとするのでうっとうしく感じてしまう、というのが役割期待のずれです。こうした場合は、「解決法を教えてほしいわけではなくて、聴いてほしいのだ」と伝えることによって相手が変わり、黙って聴いてくれるようになる場合もあるでしょう。しかし、相手を変えられるとは限りません。相手が変わることだけを目標にすると、苦しいことになります。そこでとりあえず、こちらの言うことを聴いてもらう役割だけは期待しつつも、共感してほしいとか黙って聴いてほしいという役割は期待しないことにするという手もあります。そして、相手の「アドバイス」は、自分に対する干渉でなくて、夫もこの状況で困っているのだなあ、と考えることもできるわけです。

この対人関係療法のうつ病に対する有効性はしっかりした研究により証明されており、軽症うつ病に対しては特に有用といえるでしょう。

対人関係療法を自習するには次の本をはじめ、水島広子先生の一連の著作、すべてがおすすめのものばかりです。

水島広子『自分でできる対人関係療法』創元社、二〇〇四年

対人関係社会リズム療法

うつ病では、対人関係の問題が再発の契機となりやすいのですが、双極性障害においては、最も再発の契機となりやすいのは、生活リズムの乱れです。

そこで双極性障害では、対人関係療法に社会リズム療法を付加した、対人関係社会リズム療法が行われています。これは生活上の出来事によって生活リズムが乱れ、その結果体内のリズムの乱れがひきおこされて、躁・うつに至る、という考えに基づいており、米国のフランクらが始めたものです。

双極性障害の患者さんは、徹夜や時差を伴う旅行の後に躁転しやすいと言われています。ですから双極性障害でない人よりも、より規則的な生活を送る必要があると考えられます。

そこで毎日の五つの出来事（起床、初めて人と会う、仕事を始める、夕食、就寝）の時間を記録し、現実的な目標時間を決めて、目標時間と実生活の差を確認しつつ、それを修正していくといった行動療法的な技法を用いて生活リズムを整えていきます。

本格的に行うには、専門のクリニック等に通う必要がありますが、この治療法を受けられるところはまだ多くありません。しかし日常の診療の中にこうした観点を取り入れたり、本で自習し

たりするだけでも、意味はあると思います。
対人関係社会リズム療法を自習するには、以下の本をおすすめします。

水島広子『対人関係療法でなおす 双極性障害』創元社、二〇一〇年

こうした心理・社会的治療だけで双極性障害の再発を防ぐことはできませんが、薬物療法と並行して行うことで、再発予防効果を高めることが期待できます。

リワークプログラム

うつ病が治った後に復職するためのリハビリテーションプログラムを、**return to work**（仕事に戻る）に由来する和製英語から、「リワークプログラム」とよんでいます（ちなみに英語で**rework**といえば「改訂版」を意味しますので注意が必要です）。

うつ病の症状がなくなってすぐに復職したら、短期間でうつ病が再燃し、また休職に至ってしまう場合があります。これは、うつ病の回復過程で、症状が回復して家では特に問題ないというレベルと、復職に必要なレベルに差があるためであると考えられます。また、本人や主治医がもう復職しても大丈夫と判断する状態と、職場の要求水準が不一致である可能性もあります。ですからこのような再休職を防ぐには、職場と主治医が緊密な情報交換をすればよいのですが、現実

には職場と主治医の連携がうまく進んでいるとは言いがたいのが現状でしょう。

そこで復職後の再休職を予防するために、症状がなくなったレベルから、職場で問題なく働けるレベルまでの回復をサポートしようというのが、リワークプログラムの趣旨です。大きく分けて、クリニック等で保険診療の一貫として行われる集団療法的な色彩の強いものと、「地域障害者職業センター」などで行っている、具体的な職業訓練を中心としたものとの二種類があります。

前者はうつ病リワーク研究会（http://www.utsu-rework.org/）に参加するクリニック等で行われており、対象はうつ病、双極性障害が中心です。後者は、厚生労働省が障害者雇用対策の一貫として推進しているもので、職業訓練の一貫として無料で受けることができます（http://www.jeed.or.jp/disability/person/download/kyusyokushien_leaflet.pdf）。その内容は地域によっても異なりますので、このプログラムに参加する場合は、どのような内容なのか確認する必要があるでしょう。

クリニック等で行われるリワークプログラムでは、まず、一定の時間にそのプログラムに通うことによって、生活リズムをつけること自体が最初の目標となります。その後、コンピューター作業のような体力がなくてもできる作業から始め、集団でのスポーツ等も行います。これは、対人交流を促す目的もあります。その後、症状の改善度を見ながら作業の負荷を上げていきます。また再発予防を目指して、認知行動療法なども併用します。

こうしたプログラムで、本人に職場復帰の意欲があり、睡眠覚醒リズムが整い、通勤時間に一人で通勤でき、継続的な勤務と業務が可能で、仕事の疲れが翌日までには回復できる状態となれば、復職に向けた調整を進めます。医師だけでなく、精神科ソーシャルワーカー（精神保健福祉士）や心理士などの多職種が連携して、職場、本人、主治医の間で復職の環境についてよく話し合い、復職に向けた環境整備ができたら、復職となります。

すでに、復職前に〝リワークプログラム〟への参加を義務づけている会社もあるそうですが、実際には、こうしたリワークプログラムは、こうした方法で復職することによって、再燃する率を減らすことができるのではないかと提案されて、研究が進められている段階で、その効果はまだ実証されていません。このようなプログラムが、どのような人に有効で、どのような人は必要ないのか、さらに研究を進める必要があると思います。

保険診療の中では、「精神科デイケア」などのシステムを使っている場合が多く、その場合、一日について五五〇〇円（五五〇点）～六六〇〇円（六六〇点）の費用がかかります。障害者自立支援法に基づいた申請を行い、認められれば半額にはなりますが、毎日通うとなると、患者さんの経済的な負担も少なくないので、こういったプログラムを始める前にはよく説明を聞き、このような点もしっかり確認すると良いでしょう。

生活上の注意点

食事

うつ病と食事の関係を示唆する研究は、実はたくさん報告されています。しかしながら、厳密な研究が難しい領域ゆえに、方法も不備なものが多く、確実に因果関係を示せているかどうか微妙な研究もあり、判断が難しいものが多いのが実情です。

たとえば、「魚を多く食べる国ではうつ病は少ない」という報告があるのですが、この報告では、日本、韓国などが、魚の消費量が多く、うつ病が少ない国としてあげられています。しかし、世界でも最も自殺の多い国である日本、韓国が、世界で最もうつ病が少ない国々であるというデータを真に受けてよいのか、疑問も残ります。

そのメカニズムとして、魚油の成分である、DHA、EPAなどのn－3（通称ω－3）系不飽和脂肪酸が関係していると考えられ、n－3系不飽和脂肪酸によりうつ病が改善したとの報告もあるのですが、多くの研究をまとめると、効果はなさそうだ、という結果になっています。

また、最近では「地中海式食事」をしている人では、うつ病発症率が低かったという研究もあります。地中海式食事の特徴は、果物、野菜、豆類、穀類、魚の摂取が多いとか、肉や乳製品の摂取が少ない、一価不飽和脂肪酸（オリーブ油などの成分）の摂取量が飽和脂肪酸よりも多い、適量の赤ワインを取るといったことだとされています。しかしその要素一つ一つを検証したわけではなく、このようなバランスの取れた食事と、偏った食事では、バランスが取れた食事の方が良い、ということでしょう。また日本の食事の特徴との重なりも多く、要するに日本人が普通の食事をしている限り、うつ病になりやすい食事をしているという心配は少ないということかもしれません。

その他、葉酸や亜鉛など、必要な栄養素の欠乏でうつ病がおきやすくなるとの報告や、ビタミンB_6の欠乏が精神疾患と関係するのではないかという報告もありますが、現代では、普通に食事をしている限り、ビタミンなどが不足することはほとんどなく、足りている場合にさらに服用しても、メリットがあるとは限りません。たとえばビタミンDの大量服用は、高カルシウム血症をひきおこし、むしろ過剰症の問題があります。脂溶性のビタミン（A、D、Eなど）では、嘔吐、神経過敏などの症状をひきおこします。

しかし必要なビタミンが不足すれば大変な問題をひきおこす場合もあります。以前は、点滴等に無条件でビタミンを入れるのが常でしたが、これは無駄だということで、レセプトで査定され、ビタミンをむやみに追加することが控えられるようになりました。それが行きすぎて、妊娠悪阻（ひどいつわり）に対し、（ビタミンの入っていない）点滴を続け、ウェルニッケ脳症という、ビタミンB_1欠乏による脳症（運動失調、眼球運動障害、意識障害などを来す脳症で、うつ状態となる場合もある）が生じ、後遺症を残したケースが少なからず報告されています。その他、ビタミンB_1が欠乏しやすいのは、アルコール依存です。これは、アルコールの分解のためにビタミンB_1が消費される上、しっかりした食事をせずにお酒ばかりのむために、ビタミンB_1欠乏となってしまうためです。

意外なところでは、水道水中のリチウム濃度が低い地域では、高い地域に比べ、自殺率が高いと言われています。これは、生体において、リチウムが微量元素として作用しており、これが欠乏すると衝動性などが高まって自殺のリスクを高めるのではないかと考えられています。

また、アミノ酸の中では、セロトニンの前駆物質であるトリプトファンが特に重視されていま す。うつ病にかかったことがある人に、トリプトファンの欠乏をひきおこすような特殊な飲料を飲んでもらうと、うつ症状が再燃すると報告されていますし、うつ病の患者さんでは、血中のトリプトファンが低いとの報告もあります。トリプトファンは必須アミノ酸の一つであり、食事から摂取する必要があります。そしてその欠乏がうつ病の危険因子となる可能性があるわけですが、実はトリプトファンは、肉、魚、米、麦、乳製品、豆類などに多く含まれており、トリプトファンを含まない食事をする方が難しいくらいですので、普通に食事をしている人がトリプトファンの欠乏を心配する必要はありません。しかし、うつ病で食欲が低下して、体重が減ってしまっている場合は、食事を取ることがうつ病の回復のためにも必要ですので、そのような状態が続いている時は、入院を検討する必要があります。

なお、トリプトファンについても、ビタミンと同様、不足すれば問題があるのは確かですが、十分摂取している状態で、さらに服用することが良いとは限りません。

以上、食事とうつ病の関係の研究で主だったものを列記しましたが、要するにうつ病と食事の関係は、バランスのとれた食事ができていれば良い、ということにつきます。特に、日本人は、もともと魚の摂取量が多く、うつ病になりにくい食事をしていると考えられます。偏った食事をしている人の場合には、食生活を改善することで、うつ病の予防や改善に有効な可能性もあるかもしれませんが、普通の食事をしている日本人が、さらなる食事の改善によってうつ病の改善を目指そうとしても、難しい面があるでしょう。

　つまり、うつ病は食べ物の工夫だけで治るような病気ではないということになると思います。

運動

　運動療法がうつ病に有効とする論文がいくつか報告されています。しかし、薬の効果を調べた論文に比べると、症例数が少なく、方法も不備なものが少なくありませんでした。

　最近の、きちんとした方法による大規模な研究では、四カ月の運動療法にはっきりした有効性は認められませんでした。従って運動療法にはしっかりした方法による研究で効果が証明されている薬物療法のような確実な効果はないということになります。

　とはいえ、たとえば朝の散歩程度の軽い運動は、生活リズムを保つという点でも有意義と考えられますし、軽い運動が身体の健康に良いことは言うまでもありません。うつ病と糖尿病などの生活習慣病には重なりもあり、運動療法がうつ病に有効であるとまでは言えませんが、一般的な生活の注意点としては、軽い運動は推奨されてよいと思います。ただし、うつ病の苦しみは、他の人の想像を絶するものですから、周囲の人が無理強いするのはよくありません。主治医とよく相談することが必要です。

11　いわゆる〝新型うつ〟への対処法

〝新型うつ〟とは何か

最近、〝新型うつ〟という言葉がメディアで報じられることがあるのですが、これは医学用語ではなくメディア用語というべきものです。精神医学界では、このような名称、診断名、あるいは概念は認められていません。

この言葉の由来は、二〇〇八年刊行の、精神科医の香山リカ氏による、『「私はうつ」と言いたがる人たち』（ＰＨＰ新書）という本ではないかと思います。この本の中で香山氏は、うつ病という診断書をもらって休職し、会社から手当をもらいながら、趣味などを楽しんでいる人たちがいることを指摘しました。これを「うつ病セレブ」という言葉を使って説明しているのですが、一カ所だけ「こうした新型のうつ」と書かれた部分があり、これがメディアに広まったようです。

この言葉が特に大きく取り上げられるようになったきっかけは、二〇一二年四月に放映されたNHKスペシャル「職場を襲う〝新型うつ〟」だったのではないかと思われます。番組の中でも「うつ」の診断書を提出して休職しているにもかかわらず、好きなことは楽しんでできるような人たちを「新型うつ」としていたようです。しかしこのような現象は、さまざまな理由でおき得るものではないかと思いました。

誤解によるケース

まず一つは双極性障害の場合です。深刻なうつ状態の時に、「うつ状態」といった診断書を提出して休み始めたけれども休職中に躁転し、ブログに趣味のことを書き綴ったりし始める、ということは、双極性障害の経過の中では十分おこり得ることです。これは病気が良くなったのではありません。治療が必要な状態です。しかし会社や周囲の人からは、もう良くなっているのに出社しないでいると誤解される可能性は高いでしょう。

最初から双極性障害であることや、双極性障害がどのような病気であるかを会社に伝えていれば、理解してもらえるかもしれません。

しかし現実的には「双極性障害」という病名は、世の中にあまり浸透していません。「うつ病なら何とか受け入れてくれそうだけれども、双極性障害の診断書では、職場が前向きに対応してくれるかどうか心配」と訴える人もいます。場合によっては結果的に退職に追い込まれる可能性もあり、主治医も患者さん本人も「双極性障害」の診断書を提出するには、慎重にならざるを得ない現状があります。

そういった時、双極性障害という診断名を避け「うつ状態」と書いた診断書を提出することがあるのです。こういうケースが「新型うつ」に含まれている可能性があります。

もう一つのケースは、その人のうつ病が双極スペクトラムうつ病であった場合です。医師も本人も本当にうつ病だと思って診断書を書いたのに、休養中に躁状態になり、実はうつ病ではなく双極性障害であったことが判明するケースです。

この場合も改めて会社に病気の説明をすればよいのですが、躁状態の人は病識がありません。受診して会社への対応を相談するようなことはなかなかできず、毎日活動的に動き回って、周囲の人に誤解を与えてしまうということも考えられるのです。

悪意によるケース

一部には、障害年金を得るためにうつ病を装い、診断を得ようとする人も存在するかもしれません。二〇一三年二月に、北海道の医師が、難聴を装った患者および社会保険労務士と共謀して虚偽の診断書を提出し、国から四二人分、一億六八〇〇万円の障害年金をだましとったとして詐欺罪に問われ、懲役八年の判決を言い渡されました。うつ病でも似たような事例がおきている可能性を否定することはできません。

障害年金とは、障害によって仕事ができない人を国がサポートする制度です。

障害には身体障害、知的障害、精神障害の三つがありますが、国民年金がスタートした当初、精神障害はこの中に含まれず、よって精神疾患の人は障害年金の支給対象から外されていました。

しかしその後、精神疾患の患者さんたちの福祉も充実させるため、精神保健法を精神保健福祉法に改正し、精神障害を三障害の一つに位置づけて精神疾患の人も障害年金を受け取れるようにしたのです。そして今この制度は、精神疾患を患っている人の命綱となっています。そうした大切な福祉制度を悪用する人がいるということは、まことに残念としか言いようがありません。

現在でもネット上に「障害年金申請を代行します」というサイトが多数存在します。さかのぼって認定されるとかなりの額になる場合もあり、こうしたサイトでは、「着手金なし、成功報酬でサポート」というようなことが書かれています。私も、（おそらくこうした形で作られた）こと細かな〝注意書き〟が山ほど書き込まれた診断書の下書きを見せられ、このように書いてほしいと依頼されたことがあります。もちろん、そのような書類を書くことはきっぱりと断りましたが、医師が患者さんを診察して判断し、それに基づいて記載すべきことについて、こう書けば障害年金の審査に通るからと一方的に指示するかのような内容を見て、衝撃を受けました。前述の、社労士と共謀して「分け前」を得ていた医師のように、こういう診断書を実際に発行してしまうような、モラルが失われた精神科医はいないと信じたいところです。

典型的なケースとは

しかし実際は、金銭目的の詐病は、まれなケースではないかと思います。

ではどのような人たちが、世間で言われている〝新型うつ〟なのでしょうか。

私自身は〝新型うつ〟と〝診断〟したことはありませんし、そのように〝診断〟された人に出会ったこともないので、メディアの報道から想像するしかありませんが、番組内では、企業の人事担当者が「新人に多く、なる人に特に特徴があるわけではないので予測できない」と答えていました。

メディアが〝新型うつ〟とよんでいるのは、たとえば（全くの創作ですが）次のようなケースなのかもしれません。

大学を卒業して入社したばかりの新入社員A君は、直属の上司Bさんの仕事の指示がよくわからず、混乱していました。Bさんは「何でも聞くように」と言ってはくれますが、いつも外回りで忙しく会社にいません。それに会社からは「即戦力を求めている」と言われているため、周囲の人に基本的な質問をするのもはばかられ、自分の判断で仕事を進めていたところ、やはり大きな失敗をしてしまいました。Bさんは、Aさんのミスをカバーした上で、「これからは一人で仕事を進めないで相談するように」と注意しました。

端から見れば叱責というほどではなかったにせよ、社会人になるまで人前で注意された経験のないAさんにとっては、屈辱的なことでした。もっとちゃんとフォローしてくれたらあんな失敗はしなくて済んだのにと思いました。

翌朝、Aさんは朝からゆううつで、出勤時間になっても会社に行くのが嫌でたまらず、布団から出られず、とうとう会社に体調が悪いと連絡をして会社を欠勤しました。

会社を欠勤したAさんは、「明日は行こう」と思っていましたが、翌朝も、出勤時間が過ぎても布団から出られませんでした。今度は連絡するのもためらわれ、無断欠勤になってしまい、自己嫌悪に陥ってしまいました。そしていったん無断欠勤してしまったので、次にどんな顔をして会社に行っていいのかわからず、その翌日からも、ずるずると会社を休むようになってしまいました。

Aさんの欠勤が続き、困ったBさんは、Aさんにメールをしました。すると、「落ち込んで会社に行けない」という答えが返ってきました。

プライバシーの問題もあるので、どこまできいて良いかわからず、Bさんは、専門家の話を聞いてもらった方がよいだろうと考え、「落ち込んでいるのはうつ病かもしれないから、一度精神科に受診するように」とメールしました。

Aさんがネットでうつ病のことを調べてみると、自分にあてはまる症状が多くありました。そこで、自分はBさんの言うようにうつ病なのかもしれないと思い、クリニックを受診してみることにしました。

早速クリニックを受診したAさんが事情を話すと、クリニックの精神科医Cは、会社や上司への不満を訴えるAさんをみて、「適応障害」という診断書を書いて渡しました。

しかし、自分はうつ病に違いないと考えていたAさんは、この診断に納得がいかず、別のDクリニックにかかりました。Dクリニックの医師も、Aさんはうつ病ではないと診断し、「抑うつ気分を伴う適応障害」であると考え、「うつ病ではない」という意味で、「うつ状態」のため二週間の療養が必要という診断書を書きました。

Dクリニックの診断書をもって半月ぶりに出社したAさんは、BさんにDクリニックの診断書を手渡しました。

Bさんは、診断書の内容を詳しく聞きたいと思って、Dクリニックに電話を入れてみましたが、プライバシーがあるので答えられない、と言われました。

そこで「うつ状態」というのなら「うつ病」なのだろうと考え、Aさんの病気休暇の手続きをとりました。Aさんの仕事は、同僚が手分けしてカバーすることになりました。

しばらく休むことになったAさんは、リラックスして療養しようと考え、久々に趣味の釣りなどにも出かけるようになりました。

昼間から釣り竿をもって出かけるAさんの姿を、会社の同僚が偶然見かけました。その同僚は本来の仕事に加え、欠勤しているAさんの仕事も分担して残業続きの毎日だったので、驚いてBさんに報告しました。それを聞いたBさんは、病気だと言っていたのに遊び歩くとは何事だと怒りを覚えました。

〝新型うつ〟の構図

若者が社会人となった時、社会と折り合いがうまくつかなくて挫折するという現象は、昔から「青年期危機」などとよばれ、心理療法の対象となってきました。

ところが現代では、こうしたケースに対して、いきなり「抑うつ状態」の診断書が出され、長期休職してしまうということがおきてしまっている可能性があります。

以前、Twitterで、〝新型うつ〟とは、「青年期特有の未熟な自我、経験の乏しさ等に起因する職場不適応事例が、精神科を受診した結果、「抑うつ状態」との診断書を発行され、一定期間の休養指示及び薬物療法等、うつ病としての対応が取られることにより、周囲が困惑するという社会現象のこと」と書きました。

しかしこれは就労者側に問題を帰し過ぎではないか、とのご批判もいただきました。

最近「ブラック企業」が問題になっています。たとえば、サービス残業（残業代をつけずに残業すること）を強要ないし半強要するような企業です。こうしたところに〝適応〟できなくても、それは決して従業員の問題ではないというご意見で、それは確かにその通りで、休職の理由は本人側の未熟さによる不適応だ、と決めつけるのは行きすぎでした。先ほどの定義は、「うつ病以外の理由で長期休職している事例が」と改訂した方が良いかもしれません。

いずれにせよ、うつ病ではないケースのことを言っているのであれば、〝新型うつ〟という名称は全く不適切です。

日本うつ病学会の見解

日本うつ病学会は、ホームページ上のQ＆Aで、「新型うつ病が増えていると聞きます。新型うつ病とはどのようなものでしょうか？」という質問に公式の回答を掲載しています（www.secretariat.ne.jp/jsmd/qa）。

その中で、〝新型うつ〟とされる人の特徴として、以下の点を挙げています。

1　若年者に多く、全体に軽症で、訴える症状は軽症のうつ病と判断が難しい。
2　仕事では抑うつ的になる、あるいは仕事を回避する傾向がある。ところが余暇は楽しく過ごせる。
3　仕事や学業上の困難をきっかけに発症する。
4　患者さんの病前性格として、〝成熟度が低く、規範や秩序あるいは他者への配慮に乏しい〟などが指摘される。

そして、こうした特徴は、「ステューデントアパシー（Walters）」「退却神経症（笠原）」「逃避型抑うつ（広瀬）」「未熟型うつ病（阿部）」「現代型うつ病（松波）」「ディスチミア親和型（樽味）」など、これまでに精神医学の中で検討されてきた病態と重なる点もあることを指摘しつつ、こうした議論は、「治療者がうつ病を十把一絡げにせず、一人一人の抱える問題についてきめ細かく分析し、適切に対応するための議論」であったことを説明しています。

また、「若年者において、その精神的な成熟度が低く、規範や秩序あるいは他者への配慮に乏しいことは、精神発達のステージから見ても直ちに病的なことと決めつけることはできません。しかも社会の風潮が規範や役割意識を以前ほど強調しなくなってきていますから、近年若年者でその傾向が強まり、精神的成熟に年数がかかるようになったとしてもうなずけることです」として、本人側の問題は理解できる範囲であることを示しています。また、「経済の低迷が長く続き、職場に余裕がなくなっており、労働者にのしかかる心身の負担も増えている」として、社会状況の問題も指摘しています。双極性障害、統合失調症、軽度発達障害などとの鑑別も必要であることを指摘するとともに、「人生の苦悩と軽症のうつ病との鑑別は容易ではなく、病気か病気でないかを簡単に決めつけることはできません」「両者の線引きは精神科医にとってもとても難しい問題で、安直な答えはありません」と述べ、「うつ病についてのさらに踏み込んだ啓発活動が必要」との認識を表明しています。

これらの見解の中に、〝新型うつ〟に関するほとんどの論点は言い尽くされていると言えるでしょう。

〝新型うつ〟問題への処方箋

つまり〝新型うつ〟は、特定の疾患や診断と対応するものではなく、ミスコミュニケーションによる社会現象だと思われます。

いずれにせよ、社会が困っている事態ですから、何とかしなければならないのは確かです。挫折を繰り返しながら困難を乗り越えて成長していくはずの若者が、〝新型うつ〟として長期休職することで成長の機会を失ってしまっているとしたら、残念なことです。

これは精神医学を超えた社会問題でもあるので、精神医学界の努力だけではどうにもならない面もあるかもしれませんが、精神医学側にもさまざまな問題意識があります。

まず診断についてです。DSM−5改訂の前に行われた実地調査によると、DSM−Ⅳの折に行われた実地調査に比べて、DSM−5ではその信頼性、すなわち二人の精神科医が同じ患者さんを診断したときの診断一致率が、顕著に低下したことが報告されました。

〝新型うつ〟問題では、精神科医と職場の間のコミュニケーションギャップを指摘しましたが、実は精神医学の側でも、うつ病のイメージが拡散しており、医師によって診断が異なる事態が生じている可能性があるのです。

本来はこの結果を元に、DSMの信頼性をもっと高めるよう診断基準の調整を行うべきであったと思います。しかしアメリカ精神医学会（APA）は予定通り、二〇一三年にDSM－5を発行しました（穿った見方をすれば、DSM－5の発行がAPAの財源になっているから、という面もあるのかもしれません）。DSM－5からは、DSM－5・1、DSM－5・2という風に、微調整を重ねていくことが決まっていますので、大うつ病の診断基準は今後改良していく必要がありそうです。

次に診断書の書き方です。たとえば、本当は双極性障害なのに、「抑うつ状態」との診断書を提出したために、躁状態が出現した折に〝新型うつ〟と誤解される場合。こうした場合については、医師がもっと明確な診断書を書くべきだ、という意見もあるでしょう。しかし、本当の病名を具体的に書いた結果、解雇されてしまった、という場合もあるために、正直に詳しい病名を書くことにためらいを感じてしまうわけです。けれども、そうした問題を避けるために「抑うつ状態」と記載した結果、これもまた新たな誤解を招いているわけですから、何とかしなければいけません。

これに関しては、「双極性障害はコントロール可能な慢性疾患であるが、うまくコントロールすれば仕事ができる疾患である」ということをもっと理解してもらい、偏見をなくしていくことが必要だと思います。

なお、私が研修医の時は、診断書に最初から詳しく書きすぎるな、と教わりました。どのような相手かわからない状況で、詳しい診断書を書いてしまうと、マイナス面があるかもしれないので、相手からの反応に応じて情報を小出しにした方が安全、という考え方に基づくものでしょう。

実際、協力的な職場であれば、最初の診断書を見て、本人と一緒に上司や人事担当者が一緒に受診し、本人同席の下で病状を説明するといったことを行う場合もあり、これが理想的な形です。しかしながら、このような対応をする職場ばかりではなく、診断書一枚の情報で、適切とは言えない対処をしてしまう職場もあるのが現実です。

いずれにせよ、産業医（労働者の健康管理を行うために会社が選任している医師）を含む職場と、主治医の間のコミュニケーションが十分でないことがこうした問題の背景に存在すると思います。職場の上司からすれば、「抑うつ状態のため一カ月の休養が必要」といった単純な内容だけでなく、それがどんな意味なのか、主治医の真意が知りたいはずです。電話などで詳しいことを教えてほしいと思うでしょうが、主治医には守秘義務があるので、答えることができません。

職場の人が主治医とコンタクトするためには、本人の受診時に付き添っていくしかありません。しかし主治医側としては、その会社がどの程度治療に協力的な職場なのか、詳細な情報を伝えた後、前向きに対応してもらえるかどうかは、なかなかわかりません。ですから職場の人が診療に付き添ってきたとしても、最初から詳しい話をすることには慎重になる場合もあるでしょう。

また職場の人に病気の説明や対応についての話をするには、三〇分から一時間程度の時間が必要ですが、多くの患者さんを五～一〇分で診療している中では、これも容易ではありません。

職場と情報を交換し、どのような対策を進めるべきか相談するケースワークの仕事に対しても診療報酬がつけられるようになれば、こうした問題も少し改善するのかもしれません。

二〇一三年七月の日本うつ病学会で、「いわゆる「新型うつ病」に対する学会見解を目指して」というシンポジウムが行われました。

そこでいわゆる〝新型うつ〟は、うつ病ではなく、うつ病の診断基準を満たさないような軽い病態だが、援助を求めているという点では変わりなく、抗うつ薬が有効なうつ病とは異なった、集団療法（リワークのところで述べたようなものです）やケースワーク（職場、本人、主治医の意見を集約して、具体的な問題解決方法を調整するなど）といった対処が必要であり、職場との連携が重要であるといったことが議論されました。

また、シンポジストの斎藤環教授は、かつては悲哀・喪失感情や抑うつ気分といったものにある種の美意識が認められていたのに、最近では、外交的で積極的な性格のみが肯定的にとらえられる風潮があることを指摘しました。もともとは、生存欲求、安全欲求、そして承認欲求という順番であったのが、とりあえず衣食住が足り、日々おびえながら暮らさねばならないほどの危険がない社会の中で、本来はそれほど根源的ではなかった承認欲求が過度に重視されたのが、現代のソーシャルネットワークなどに見られる、コミュニケーション偏重の社会だというのです。そして、このコミュニケーション偏重の社会の中では、悲哀・喪失などの、本来人間として普通に存在するものが、「疾病」化しているというわけです。そして、こうしたうつ病とは言えない程度の症状で受診することを、若年世代の人たちの援助希求行動として捉え、援助すべきなのだということを強調されました。

具体的には、薬物療法ではなく、生活習慣の指導などから開始し、集団療法によって対人関係の再構築を行うとともに、主治医が中心になるかどうかはともかくとしても、職場適応を目指したケースワーキングを進めていくことが有用であろうと考えられました。

いずれにせよ、やはり、うつ病かどうかを本人の訴えのみで評価せざるを得ないこと、つまり面接で診断を行っている精神医学の現状こそ、新型うつ問題の根本であると思います。研究を推進し、うつ病の血液検査法、脳画像診断法を開発することができれば、「新型うつ」で受診した人には「あなたはうつ病の心配はありません」と診断することができるようになり、不必要な自宅休養や抗うつ薬治療などは回避することができるでしょう。うつ病ではないと判明したら、その人にとって最も適切なケースワークや心理療法を受けてもらい、よりスムーズに職場に復帰してもらうことが可能になるはずです。

検査法

〝新型うつ〟のような問題を克服するためには、うつ病をより積極的に診断できるような検査が必要です。

すでに存在する検査法でも、かなり意義のあるものはあります。前述のデキサメサゾン抑制試験も、もし保険診療に取り入れることができたら、ある程度の意義があると思います。ただ、現状では、大変な検査の割には、情報量が少ないということになってしまうでしょう。

その他、インターロイキン6などの炎症マーカーも、うつ病に対する特異性はありませんが、病気の経過を評価したりすることにはある程度有用と考えられます。

その他、血液中のBDNF（脳由来神経栄養因子）の減少も、多くの研究で報告されており、検査法としての利用に期待がかかっています。

脳画像検査法の中でも、アミロイドイメージングは、近々うつ病の鑑別診断に用いられるようになるでしょう。高齢者のうつ病では、アミロイドイメージングを行って、治療法を選択する時代がやってくると期待されます。

その次に期待される検査法は、MRIです。うつ病患者さんでは、前部帯状回という、情動をコントロールしている脳部位の一部である、梁下野《りょうかや》とよばれる部位の体積が小さくなっていることが報告されています。この脳部位の変化を、客観的な数値で表すことにより、現状の技術でも、うつ病かどうかをかなり判別できるのではないか、と期待されています。

近赤外スペクトロスコピーという方法も、日本で先進医療として認可され、研究が進められています。この方法では、「た」で始まる言葉を言って下さい、といった教示を与えて、その前後の前頭部の血液量の時間経過を測定します。これによって、うつ病によるうつ状態と、双極性障害または統合失調症によるうつ状態が区別できるのではないか、という仮説の下、研究が進められています。ただし、血流の制御にはセロトニンやドーパミンが関係していますが、患者さんは、多くの場合、これらに影響するような薬を服用しています。ですから得られた結果が病気によるものなのか、あるいは薬によるのかの十分な検討が必要でしょう。

12 良い主治医の見つけ方

医療の仕組み

日本では誰でも好きな病院を選び、いつでも自由に行くことができます。このことは日本の社会では、当たり前のこととして受け入れられていますが、「ガイドラインの理想と現実」の章でも述べたように、どの国も同じというわけではありません。

英国では受診できるかかりつけの医師が決まっています。そのかかりつけ医が専門医に受診する必要があると認めない限り、最初から専門医にかかることはできません。

また日本の医療費は、基本的に国が保険点数を定めており、人や病院によって露骨に値段が違うということはありません。

しかし中国では、医師によって治療費が違い、たとえば教授に診てもらおうとすると、高いお金を払わなければならないのだそうです。アメリカでは、この目で見たわけではないので本当かどうかわかりませんが、ある医学会で会場のスタッフが突然倒れた折、周囲に多数の医師がいたのに、誰も助けに行かなかったという話を聞いたことがあります。関わったのに助けられなかったら後で訴えられるかもしれないし、倒れた人が保険に加入しているかどうかわからないから、という理由だったそうです。

これが日本であれば周囲の人は躊躇なく駆け寄るでしょう。アメリカのような理由で倒れている人を助けないということはまずないのではないでしょうか。こうした例と比較すればわかるように、日本はいつでも誰でも、ある程度のコストで医療を受けることができる、非常に恵まれた国と言ってよいと思います。

なぜそのような医療システムが機能しているのかと言えば、一つには日本の医師たちの献身があると思います。日本の大学病院や総合病院は、厳しい労働条件の中で働く医師たちの頑張りによって支えられている面があるのです。ただし、最近の産婦人科医不足、救急医不足問題等からも見てとれるように、こうした医師の個人的な献身は限界に達している感があります。

もう一つ、忘れてはならないのは、保険診療を受けるたびに、国が医療費を税金でカバーしているということです。

医療費は、施設、状況などによって細かに定められていますが、初診料二七〇点（一点が一〇円です）、通院・在宅精神療法（初診時、精神保健指定医、三〇分以上の場合）四〇〇点、処方箋料六八点、これに検査料などが加わります。「領収書に「通院・在宅精神療法」などと書いてあるけれど、精神療法なんて受けなかった」と思われる方もいらっしゃるかもしれませんが、治療の章で述べた基礎的な介入も含めて、精神療法として算定されていると考えて良いと思います。

投薬料（処方箋料）は、原則六八点ですが、七剤以上（不眠時などの頓用処方を除く）の場合は、四〇点に下がってしまいます。これは、多剤処方をしている医師へのペナルティーのようなものです。日本では、教授であろうと、新米の医師であろうと、これらの点数は同じです。

たとえば、合計一〇〇〇点だとすると、薬代を別にしても、三割負担で三〇〇〇円前後を支払うことになります。即ち七割は保険で払われ、その半分が公費負担ですから、三五〇〇円の公費が使われているわけです。

当然ながらこれらの財源は無限ではありません。医療を支えている医師たちの頑張りにも同じことが言えると思いますが、こうした医療リソース（資源）は有限のものと考え、無駄がないよう有効に使うという意識も大切でしょう。

スーパードクターはいるのか

なぜここでこういうことを述べるのかと言いますと、日本には何カ所もの病院を巡り歩き、それでも良い主治医が見つからない、病気が良くならないと悩んでいる人達が大勢いるからです。

ただしここで申し上げたいのは、こうした人たちは、治療を受けても症状が改善していない人だということです。この本をここまで読んだ方ならおわかりだと思いますが、現在の精神科医療では、薬をきちんと飲んでいるのになかなか治らなかったり、診断名が途中で変わったりすることと等はおこり得ることです。患者さんがこういう精神科医療に納得できないものを感じるのは、致し方ないと言うほかありません。

また何度か述べましたが、重症のうつ病の人なら抗うつ薬がはっきりとした効果を発揮するのですが、軽いうつ病では、薬物療法だけではない一人一人に最適化した治療が求められる場合が多いので、治療方針が定まるまでに、紆余曲折もあるでしょう。どんなタイプのうつ病でも一刀両断に治せるという医師は、どこを探してもいないのではないでしょうか。

病気の原因が解明されておらず、検査法も開発されていない現状では、精神疾患を何の迷いもなく一〇〇パーセント確実に診断できる医師はいません。

そして現在発売されている抗うつ薬は、どれも似た作用機序のものなので、全く別の切り口から鮮やかにうつを治してくれる新薬は、いまのところ存在しません。

このような現状だからこそ、何年も患っている辛いうつ症状をスッキリ治してくれる医師を求め、また霧が晴れたように症状が消える薬を求め、病院を転々とする人が出てくるのでしょう。

しかし誠に残念ながら、そうした現在の精神科医療の限界を超えたものを探し求めても、満足できる結果が得られることは難しいと言わざるを得ません。「スーパードクター」はいないのです。

もちろん精神科医療をこのままにしていてはいけないというのは、当事者の方々、医療関係者共通の認識です。やはり面接による診断は限界があります。精神疾患も検査によって診断できなければなりませんし、薬は副作用が少なく、飲んだらすぐに症状が改善するものであってほしいのはもちろんです。予防ができるようにすることも必要ですし、症状を抑えるだけでなく、根治も目指さなくてはなりません。

それには何よりもまず、原因の解明です。原因の解明なくして薬も検査も予防もあり得ません。それに対していま現在も、基礎・臨床の研究者がさまざまな方向からアプローチしており、非常に興味深いデータが蓄積されつつあります。今後は基礎・臨床研究がタッグを組み、研究全体を俯瞰しつつ精神疾患解明という一つのプロジェクトを進めていく流れを作り出していけば、うつ病をはじめとする精神疾患の原因解明は決して夢物語ではないでしょう。

また現在の精神医療も以前と比べればやはり格段に進歩しています。時間がかかる場合もあるかもしれませんが、精神疾患は高血圧や糖尿病と同じようにかなりコントロールできるものなのです。それにはスーパードクターではなく、良い主治医を見つけることです、良い主治医と二人三脚で治療に取り組めば、きっと良い結果が得られるはずです。

病院を選ぶ

まず、うつ病であれば精神科の専門医に受診するのがよいでしょう。地域によっては精神科医が不足しており、どの科の医師であっても精神科を標榜して通院・在宅精神療法の保険点数を請求することはできるため、精神科で研修をしていない医師が精神科の看板を出していることもあります。

日本精神神経学会が認めている専門医の資格をもっている医師であれば、もちろん精神科医であると考えて間違いありません。

次に、入院が可能な大きな病院か、入院設備のないクリニックのどちらを選択するのかを考えます。

自殺の危険がある人、精神病症状があるなど重症の人、食べられない、飲めない状態が続き栄養状態が悪化している人などは、クリニックよりも、閉鎖病棟があり、入院が可能な大きな病院を受診するのがよいと思います。こういう病院にはケースワーカー（精神科ソーシャルワーカー）がいるので、患者さん本人の具合が非常に悪く、病院に連れて行くことができないような場合も、まず家族だけでも受診して、ケースワーカーに電話して相談してみるとよいでしょう。

大きな病院と言えば大学病院、総合病院、単科の精神病院があります。

大学病院は、主に教育・研究を行うために診療をしているので、受診すれば、学生教育への協力が求められますし、研究への参加も依頼されます。そしてその大学で力を入れて研究している疾患であれば、続けて診療する場合もありますが、通常は、落ちついたら元のかかりつけ医に再び紹介されます。もちろん、高度先進医療を行うことも大学病院の使命の一つですので大学病院では、紹介状をもつ患者の率（紹介率）と、かかりつけ医に戻す率（逆紹介率）を一定割合以上に保たないと、収入が減ってしまう仕組みになっています。そのため、初診には紹介状を要求され、安定した後はかかりつけ医に戻ってもらうように言われるのが普通なのです。

総合病院の精神科の病床はどんどん減少しています。総合病院で精神科病床を開いていても、経営面ではあまりプラスにならないので、精神科の医長が一人で外来診療をしながら、他の科の病床を回って、他科の医師と連携して診療に当たっていることもしばしばあります（リエゾン精神医学といいます。リエゾンとは連携という意味のフランス語です）。また総合病院は、非常に多くの患者さんが受診するため、精神科の初診も入院も、予約がなかなかとれない場合が多いと思います。さらに自由に出入りできる開放病棟しかない場合が多く、躁病などには対応できない場合もあります。入院もあり得るような人は、閉鎖病棟や保護室がある単科の精神科病院を選ぶ方が安心かもしれません。

精神科病院に入院するということに、漠然と他の科に入院するのとはまた違う、良くない印象をもつ人もいるようですが、これにはおそらく精神科医療に薬が使われていなかったころのイメージが影響しているように思います。今精神科病院に何十年も入院しているような人は、薬の出現の前に病気になり、治療の時期を逸してしまった人たちです。五〇年ほど前、精神科医療に薬が出現したことによって、精神疾患は社会の中で生活しながら治していけるものとなりました。いまの精神科病院は、何年も入院するようなところではありません。

また閉鎖病棟、保護室と聞くと、あまり良いイメージでない人もいるでしょう。しかし最近の保護室は明るく清潔で、普通の病室と違う雰囲気にならないよう工夫されています。他の科の病院に行くのと同じ気持ちで受診されたらよいと思います。

クリニックを選ぶにあたっては、通いやすいところがよいのか、人目につかない場所にある方がよいのか、新しくてきれいなクリニックがよいのか、街に馴染んでいるような古いクリニックがよいのか、一人の医師がやっているところか、アルバイトの医師が曜日ごとに変わって診察を行っている比較的大きなクリニックがよいのか、具合が悪くなった時にどんなふうに対応してくれるのか、カウンセラーが常駐しているところがいいのか、デイケア施設のあるクリニックがよいのか等、人によってこだわる点は違うでしょう。ホームページを作っているクリニックも多いので、行く前に目を通して、自分に合いそうなところかどうか、雰囲気を見てみるのもよいでしょう。

診察

精神科病院にしてもクリニックにしても、予約制のところが多いので、いきなり行っても診察が受けられない場合もあります。必ず電話を入れて予約をしてから受診しましょう。

朝は外出できない、夕方でないと家から出かけられないという人も対応可能なクリニックはあるので、予約の時に聞いてみたらよいでしょう。ただし初診料に夜間初診料が加算され、料金が少し高くなる場合があります。

初診の前には、診察の前に問診票が渡されいろいろな質問に答えることが多いだろうと思います。ですから初診の時は早めに到着した方がよいでしょう。問診票は面倒に思うかもしれませんが、検査法がない精神科医療においては重要な情報です。場合によっては診断を左右するような質問も含まれている可能性がありますので、正確に答えるようにしてください。

病院によっては初診の前に心理テストをお願いするところもあります。また、ソーシャルワーカーや心理士が予診を行う場合もあります。予診は、精神療法的配慮よりは、必要な情報を手早く聴取することが主眼です。

昨今では、ほとんど電子カルテとなっているため、医師はパソコン画面ばかりみて、あまり話を聴いていない、などと思ってしまうかもしれません。しかし、目を見て話を聴くことも重要ですが、カルテをしっかり書くことも治療には大切なことです（米国では秘書がカルテを口述筆記してくれるようですが、日本ではそのようなことはほとんどありません）。

良い医師をどう見分けるか

良い医師をどう見分けるかですが、自己紹介をしない、予診の結果や問診票だけでいきなり診断する、といった医師は考えものでしょう。また、診断や薬に対する質問をしたとたんに、怒り出したりする医師も失格です。

処方としては、初診から抗うつ薬を二剤以上、あるいは抗不安薬を二剤以上処方したりするのはあまり良い処方とは言えません。

クリニックや病院によっては、臨床試験への参加を求められることもあります。臨床試験は、患者さんの負担もありますが、医師も相当な手間がかかりますので、必要な経費が製薬会社から支払われます。しかし医師が臨床試験を行うのは、経済的な目的というよりは、新薬を世に出すことに協力するためです。臨床試験は、強制されるものではありませんから、気が進まなければ断って構いません。ただ、よりよい新薬を売り出すためには必須のプロセスですので、よく説明を聞いて、納得できたら参加していただければと思います。

昨今、「薬漬け医療」という言葉を聞くことがあります。昔は、薬価差益といって、薬を出せば出すほど儲かる時代もあったのですが、現在のシステムでは、たくさん薬を出すと、前述の通り、むしろ収入が減ってしまいます。そのため、儲けのために多剤を処方するということはありません。

医師によっては、特定の製薬会社の薬を強く勧めるような人もいるかもしれませんが、気になるようなら、なぜその薬なのか、他の選択肢はないかなど、よく聞いてみると良いでしょう。最近、製薬会社と医師の関係についても、社会の厳しい目が注がれていることから、透明性を高める努力がなされており、各製薬会社がどの医師にお金を払ったかについて、公開されるようになっています。

良い主治医の見つけ方

じっくり時間をかけて話を聴いてくれる医師を求め、病院を巡り歩いている人がいますが、これはなかなか難しいのではないかと思います。

「ガイドラインの理想と現実」の章で述べましたが、今の日本の医療は、安いコストで、いつでも自由に病院に行くことが可能であるのと裏腹に、一人一人の診察に時間をかけるのは保険診療の枠内では難しいということがあるので、診療時間は、再診なら五、六分、初診は一五分から長くても三〇分くらいというのが現実だと思います。それ以上の時間をかける病院は、いくら探し歩いても、そうそうないでしょう。あったとしたら、開院したばかりだとか、人気がないから空いているとか、そういう場合くらいではないかと思います。そもそも精神科は、悩み相談に行くわけではありませんから、診察が長い程良いというわけではありません。短い診察で的確に診断し、治してくれる医師の方が、時間ばかりかかって治らないよりはるかに良いに決まっています。

また精神科医療においては、病気のきっかけとなった出来事やストレス、患者さんの人となりを形成した生育歴等は、病気の背景として重要視しているのですが、診断をするためには、限られた時間内で、今患者さんの脳の中で何がおこっているのかをリサーチする必要があり、患者さんが医師に話したいことと、医師が患者さんに優先的に聞きたいことには、ずれがあるかもしれないということも知っておいた方がよいかもしれません。

こうした現在の精神科医療の現状をふまえつつ、なるべく自分に合いそうな病院やクリニックを選んで受診し、できれば二、三カ所以内で折り合いをつけて主治医を決めるのが、現実的な選択ではないかと思います。

精神科医療にスーパードクターは存在しないと書くと、病院に行く前に心配になってしまう方もいるかもしれません。しかしスーパードクターはいませんが、デタラメな治療をするひどい医師というのもそうはいないものです。たいていの専門医はまっとうな診断と処方を行い、必要に応じて治療を修正していくというきちんとした診療をしていると思います。

ただし、うつ病というのは本当に千差万別で、むしろ精神科の教科書に載っているような経過を示す人の方が少ないくらいなのです。どんなに経験を積んだ医師であっても、判断に迷うようなケースは必ずあります。

治療がうまく進んでいないと思った時、いきなり「この先生は名医ではないからだめだ。他を探そう」と断じてしまうのは、まさに認知療法でいうところの「全てか無か」的な考えかもしれません。

たとえば、「薬は効いているように思うけれど、もっと良くならないのでしょうか」と伝えてみるとか、あるいは医師が処方した薬が合わないと思ったら、「この薬を飲んでみたけれど、かえって具合が悪くなったような感じがするので、薬を変えた方が良いのではないでしょうか」など、思った通り伝えてみてください。

遠慮をする必要はありません。医師は患者さんの助けになりたいと思っているのですから、そういう情報があった方が、むしろありがたいのです。

しかし、良い医師であればあるほど、常に患者さんの言う通りの薬を処方するばかりではない、ということも、ぜひ知っておいていただきたいと思います。「残念ながら、その症状は今後もつきあっていくしかないのです」「効果を判定するために、もう少し我慢してその薬を続けてみてください」等と言うこともあるでしょう。

そのような場合、よくわからなかったら、その理由を納得のいくまで説明してもらうと良いでしょう。そんなコミュニケーションこそが、あなたにとっての最適な診療へと導いてくれるのです。

そして、そういう関係を作ることができた医師こそが、あなたにとっての良い主治医なのです。

おわりに

この本の依頼を受けた時は、私のような研究者がこの本を書くことについて、ためらいもありました。

以前書いた『うつ病の脳科学』（幻冬舎新書）は、うつ病の原因に関する研究の現状と、うつ病研究の必要性について主に述べたものでしたが、本書は、うつ病の治療そのものについて述べたものだからです。

しかし、こうした本が必要だということは強く感じていました。

日本うつ病学会の治療ガイドライン委員会の一員として、ガイドラインの作成に携わり、その充実した内容をお知らせした方が良いのではないか、とは思っていましたが、実際には、その内容は専門家向けで、内容が非常に充実しているだけに、読むのも骨が折れます。このガイドラインのバランスの取れた内容をぜひ一般の方にも届けたいという気持ちはありました。

また、これまで長年使われてきたDSM‐Ⅳという診断基準が、二〇一三年に、一九年ぶりにDSM‐5に改訂されました。それほどの大きな改訂ではありませんが、それなりにこの一九年間の研究の進展を取り入れた良い改訂であると思っていましたところ、メディアに登場するのは、批判的な報道が多かったようです。これについても、その背景から解説した方が良いのではないかと思いました。

そんなわけで、ガイドラインの解説とＤＳＭ改訂についての解説を中心とし、昨今問題になっている〝新型うつ〟への対処法などの時事問題や、研究の方向性などの話題を取り入れつつも、基本的には、うつ病の診断と治療の基礎知識を網羅した本を目指しました。

しかし、実際に書いてみると、うつ病の診療というのは、精神科に限らず、医学全般に関わることが多い上、心理的、社会的な視点も必要とされる、非常に幅広いものであるということが、改めて認識され、冒頭で書いたような、うつ病に関して当たり前のことが普通に書いてある本を書くということが、どんなに大変なことか、と自らの力不足を感じざるを得ませんでした。

末筆ながら、本書の原稿を丁寧に読んで、多くの貴重な助言を下さった菅原裕子先生（東京女子医科大学）に心より感謝いたします。もちろん、本書の内容に関する責任はすべて著者にあります。

この本が、うつ病にかかって困っておられる方、あるいはその周囲の方々のお役に少しでも立つことができることを祈っています。

注：本書の執筆後にも、毎日新しい研究が報告されており、本書の内容は最新であるとは限りません。また薬に関する副作用、禁忌、安全情報等についても、随時更新されており、本書の情報

が古くなっている可能性がありますので、詳細については医薬品の添付文書情報（http://www.info.pmda.go.jp/）でご確認ください。

参考文献

日本うつ病学会治療ガイドライン　Ⅰ．双極性障害2012

日本うつ病学会治療ガイドライン　Ⅱ．大うつ病性障害2013 Ver.1.1
（http://www.secretariat.ne.jp/jsmd/mood_disorder/）

『臨床精神医学　特集「うつ病の亜型分類への展望」その1』アークメディア、二〇一三年七月

『臨床精神医学　特集「うつ病の亜型分類への展望」その2』アークメディア、二〇一三年八月

加藤忠史「気分障害（うつ病、双極性障害）」門脇孝他監修『診療ガイドライン UP-TO-DATE 2014－2015』メディカルレビュー社（印刷中）

功刀浩『研修医・コメディカルのための精神疾患の薬物療法講義』金剛出版、二〇一三年

大野裕『はじめての認知療法』講談社現代新書、二〇一一年

水島広子『自分でできる対人関係療法』創元社、二〇〇四年

水島広子『対人関係療法でなおす　双極性障害』創元社、二〇一〇年

斎藤環『承認をめぐる病』日本評論社、二〇一三年

鍋田恭孝『うつ病がよくわかる本』日本評論社、二〇一二年

Diagnostic and Statistical Manual of Mental Disorders,5th Edition: DSM-5 by American Psychiatric Association, 2013

American Psychiatric Association（高橋三郎、大野裕、染矢俊幸訳）『DSM-IV-TR　精神疾患の分類と診断の手引』新訂版、医学書院、二〇〇三年
加藤忠史『うつ病の脳科学――精神科医療の未来を切り拓く』幻冬舎新書、二〇〇九年
加藤忠史『双極性障害――病態の理解から治療戦略まで　第2版』医学書院、二〇一一年
加藤忠史『岐路に立つ精神医学――精神疾患解明へのロードマップ』勁草書房、二〇一三年
加藤忠史＆不安・抑うつ臨床研究会編『躁うつ病はここまでわかった――患者・家族のための双極性障害ガイド　第2版』日本評論社、二〇一二年
加藤忠史『動物に「うつ」はあるのか――「心の病」がなくなる日』PHP新書、二〇一二年
樋口輝彦、野村総一郎、加藤忠史編『うつ病の事典』日本評論社、二〇一一年
加藤忠史『脳と精神疾患』朝倉書店、二〇〇九年
加藤忠史『双極性障害――躁うつ病への対処と治療』ちくま新書、二〇〇九年

利益相反の開示

著者は、二〇一〇～二〇一二年の三年間に、アステラス製薬、大塚製薬、協和発酵キリン、グラクソ・スミスクライン、塩野義製薬、大正富山医薬品、大日本住友製薬、日本イーライリリー、ファイザー、Meiji Seika ファルマ、持田製薬、ヤンセンファーマより、講演謝礼、原稿料、顧問料を受けました。また、共同研究目的で武田薬品工業より研究費を受けました。

加藤忠史 かとう・ただふみ

一九六三年東京都出身。一九八八年東京大学医学部卒業。滋賀医科大学精神医学講座助手、東京大学医学部精神神経科助手、同講師を経て、現職、独立行政法人理化学研究所主任研究員、脳科学総合研究センター精神疾患動態研究チームシニア・チームリーダー。医師、博士（医学）。専門は双極性障害の神経生物学。著書に『双極性障害――躁うつ病への対処と治療』（ちくま新書）、『岐路に立つ精神医学――精神疾患解明へのロードマップ』（勁草書房）、『躁うつ病に挑む』（日本評論社）、『うつ病の脳科学――精神科医療の未来を切り拓く』（幻冬舎新書）、『動物に「うつ」はあるのか――「心の病」がなくなる日』（PHP新書）、『双極性障害――病態の理解から治療戦略まで　第2版』（医学書院）、『脳と精神疾患』（朝倉書店）など。

筑摩選書 0085

うつ病治療《びょうちりょう》の基《き》礎《そ》知《ち》識《しき》

二〇一四年二月一五日　初版第一刷発行

著　者　加《か》藤《とう》忠《ただ》史《ふみ》

発行者　熊沢敏之

発行所　株式会社筑摩書房
東京都台東区蔵前二-五-三　郵便番号　一一一-八七五五
振替　〇〇一六〇-八-四一二三

装幀者　神田昇和

印刷 製本　中央精版印刷株式会社

乱丁・落丁本の場合は左記宛にご送付ください。

送料小社負担でお取り替えいたします。

ご注文、お問い合わせも左記へお願いいたします。

筑摩書房サービスセンター
さいたま市北区櫛引町二-六〇四　〒三三一-八五〇七　電話　〇四八-六五一-〇〇五三

 Printed in Japan　ISBN978-4-480-01591-4　C0347

筑摩選書
0019

シック・マザー
心を病んだ母親とその子どもたち

岡田尊司

子どもの心や発達の問題とみなされる事象の背後に、母親の病が隠されていた！　精神医学の立場から「機能不全に陥った母とその子」の現実を検証、克服の道を探る。

筑摩選書
0020

利他的な遺伝子
ヒトにモラルはあるか

柳澤嘉一郎

遺伝子は本当に「利己的」なのか。他人のために生命さえ投げ出すような利他的な行動や感情は、なぜ生まれるのか。ヒトという生きものの本質に迫る進化エッセイ。

筑摩選書
0024

脳の風景
「かたち」を読む脳科学

藤田一郎

宇宙でもっとも複雑な構造物、脳。顕微鏡を通して内部を見ると、そこには驚くべき風景が拡がっている！　脳の実体をビジュアルに紹介し、形態から脳の不思議に迫る。

筑摩選書
0030

公共哲学からの応答
3・11の衝撃の後で

山脇直司

3・11の出来事は、善き公正な社会を追求する公共哲学という学問にも様々な問いを突きつけることとなった。その問題群に応えながら、今後の議論への途を開く。

筑摩選書
0035

生老病死の図像学
仏教説話画を読む

加須屋誠

仏教の教理を絵で伝える説話画をイコノロジーの手法で読み解くと、中世日本人の死生観が浮かび上がる。生活史・民俗史をも視野に入れた日本美術史の画期的論考。

筑摩選書
0037

主体性は教えられるか

岩田健太郎

主体的でないと言われる日本人。それはなぜか。この国の学校教育が主体性を涵養するようにはできていないのではないか。医学教育をケーススタディとして考える。

筑摩選書 0044

さまよえる自己
ポストモダンの精神病理

内海 健

「自己」が最も輝いていた近代が終焉した今、時代を映す精神の病態とはなにか。臨床を起点に心や意識の起源に遡り、主体を喪失した現代の病理性を解明する。

筑摩選書 0047

災害弱者と情報弱者
3・11後、何が見過ごされたのか

田中幹人 標葉隆馬 丸山紀一朗

東日本大震災・原発事故をめぐる膨大な情報を精緻に解析、その偏りと格差、不平等を生み出す社会構造を明らかにし、災害と情報に対する新しい視座を提示する。

筑摩選書 0049

身体の時間
〈今〉を生きるための精神病理学

野間俊一

加速する現代社会、時間は細切れになって希薄化し、心身に負荷をかける。新型うつや発達障害、解離などの臨床例を検証、生命性を回復するための叡智を探りだす。

筑摩選書 0052

ノーベル経済学賞の40年（上）
20世紀経済思想史入門

T・カリアー
小坂恵理 訳

ミクロにマクロ、ゲーム理論に行動経済学。多彩な受賞者の業績と人柄から、今日のわれわれが直面している問題が見えてくる。経済思想を一望できる格好の入門書。

筑摩選書 0053

ノーベル経済学賞の40年（下）
20世紀経済思想史入門

T・カリアー
小坂恵理 訳

経済学は科学か。彼らは何を発見し、社会にどんな功績を果たしたのか。経済学賞の歴史をたどり、経済学と人類の未来を考える。経済の本質をつかむための必読書。

筑摩選書 0056

哲学で何をするのか
文化と私の「現実」から

貫 成人

哲学は、現実をとらえるための最高の道具である。私たちが一見自明に思っている「文化」のあり方、「私」の存在を徹底して問い直す。新しいタイプの哲学入門。